儿科临床决策支持手册

顾　问｜杨锡强

主　编｜孙　锟

副主编｜赵正言　申昆玲

编　者｜（以姓氏笔画为序）

王天有（首都医科大学附属北京儿童医院）

申昆玲（首都医科大学附属北京儿童医院）

孙　锟（上海交通大学医学院附属新华医院）

李廷玉（重庆医科大学附属儿童医院）

宋红梅（中国医学科学院北京协和医院）

张拥军（上海交通大学医学院附属新华医院）

罗小平（华中科技大学同济医学院附属同济医院）

赵正言（浙江大学医学院附属儿童医院）

赵晓东（重庆医科大学附属儿童医院）

赵鹏军（上海交通大学医学院附属新华医院）

姜玉武（北京大学第一医院）

祝益民（湖南省人民医院）

黄松明（南京医科大学附属儿童医院）

褚茂平（温州医科大学附属第二医院）

秘　书｜赵鹏军（上海交通大学医学院附属新华医院）

人民卫生出版社

·北　京·

图书在版编目（CIP）数据

儿科临床决策支持手册 / 孙锟主编 . —北京：人
民卫生出版社，2021.7（2021.11 重印）

ISBN 978-7-117-31773-3

I.①儿…　Ⅱ.①孙…　Ⅲ.①小儿疾病－诊疗　Ⅳ.
①R72

中国版本图书馆 CIP 数据核字（2021）第 121506 号

儿科临床决策支持手册
Erke Linchuangjuece Zhichi Shouce

主　　编	孙　锟
出版发行	人民卫生出版社（中继线 010-59780011）
地　　址	北京市朝阳区潘家园南里 19 号
邮　　编	100021
印　　刷	三河市潮河印业有限公司
经　　销	新华书店
开　　本	850×1168　1/32　印张：10.5
字　　数	216 千字
版　　次	2021 年 7 月第 1 版
印　　次	2021 年 11 月第 2 次印刷
标准书号	ISBN 978-7-117-31773-3
定　　价	56.00 元

E－mail　　pmph @ pmph.com

购书热线　010-59787592　010-59787584　010-65264830

打击盗版举报电话：010-59787491　　E-mail:WQ @ pmph.com

质量问题联系电话：010-59787234　　E-mail:zhiliang @ pmph.com

疾病诊治思路常能体现出一名医师的临床医疗水平和能力，有时甚至会决定患者的预后。分级诊疗制度要求不同级别医院的医师应尽可能做到"同质化"诊疗，因此，我们在进行住院医师规范化培训时，不仅要让他们掌握规范的诊疗技术，还要让他们养成严谨而科学的临床诊疗思维，使年轻医师尽快具备临床视野，善于从临床症状入手，具有独立分析和解决临床问题的能力。并在今后独立工作时，能做到"举一反三，遇难而解"。

有鉴于此，为更好地培养年轻医师，尤其是基层儿科医师，我们联合了北京、上海等全国多地儿科各领域中较有影响力的专家，共同编写了这本《儿科临床决策支持手册》。本书最大特点是专注培养临床医师对疾病的诊疗思路，实用性强。全书以临床症状为主题，以科学、规范的解析思路为纵线，并充分融合了各位专家的多年临床经验，由此形成了"纲举目张"的特色。通过对各种"症状"的逐层分析，读者可以熟知各种临床症状的分析思路，在学习中逐渐提高自己分析问题和解决问题的能力。详尽、科学、规范的诊疗思路图解，可以"化繁为简"，具有较高的临床指导价值。本书不仅注重理论知识传授，还强化系统思维培训，具有较强的临床参考价值。

虽然本书内容丰富，各位专家也已经尽其所能，但书中仍难免有疏漏之处，恳切希望广大读者在阅读过程中不吝赐教，欢迎发送邮件至邮箱 renweifuer@pmph.com，或扫描封底二维码，关注"人卫儿科学"，对我们的工作予以批评指正，以期再版修订时进一步完善，更好地为大家服务。

孙锟

2021 年 7 月

目录

第 一 章

☑ 儿童保健

第一节 免疫接种

一、基本概念

我国的免疫预防工作先后使用过预防接种、计划免疫、免疫规划3个名称，这3个名称有着不同的内涵和外延。

预防接种的概念有广义和狭义之分。广义的预防接种是指利用人工制备的抗原或抗体通过适宜的途径对机体进行接种，使机体获得对某种传染病的特异免疫力，以提高个体或群体的免疫水平，从而预防和控制传染病的发生和流行。狭义的预防接种是指接种疫苗，使个体或群体获得对某种传染病的特异免疫力。

计划免疫是指根据疫情监测和人群免疫水平，按照国家规定的免疫程序，有计划地利用疫苗进行预防接种，以提高人群免疫水平，达到控制乃至最终消灭传染病的目的。随着我国预防接种工作发展到免疫规划时期，计划免疫的概念逐步淡化，取而代之的是免疫规划。2005年国务院颁布的《疫苗流通和预防接种管理条例》中，首次提出免疫规划的概念。国家免疫规划是指按照国家或省级卫生行政部门确定的疫苗品种、免疫程序或接种方案，在人群中有计划地进行预防接种，以预防和控制特定传染病的发生和流行。目前纳入国家免疫规划的有14种疫苗，可预防15种传染病。

疫苗的概念也有广义和狭义之分。广义的疫苗是指所有的免疫制剂，包括用于感染性疾病和非感染性疾病的预防性疫苗及治疗性疫苗。狭义的疫苗是指为了预防、控制传染病的发生、流行，用于人体预防接种的疫苗类预防性生物制品。

二、疫苗的种类

1. 减毒活疫苗 减毒活疫苗是从野生株或致病的病毒或细菌衍生而来。这些野生病毒或细菌在实验室经反复传代被减毒后，人体接种较小剂量即可在体内复制，并产生良好的免疫反应。如果疫苗病毒的复制（生长）失去控制，减毒活疫苗在免疫缺陷患者如白血病、某些药物治疗、人类免疫缺陷病毒感染等也可引起严重或致命的反应。目前应用的减毒活疫苗有BCG、MV、MuV、黄热病疫苗和流感减毒活疫苗等。

2. 灭活疫苗 灭活疫苗是采用加热或化学剂（通常是甲醛溶液）将细菌或病毒灭活后研制成的疫苗，在灭活过程中保留原微生物抗原决定簇的完整性。灭活疫苗不能在体内复制，所产生的主要是液体免疫反应，只能产生记忆B淋巴细胞，不能产生记忆性 $CD8^+T$ 淋巴细胞，故而机体的免疫反应很弱，需要多次接种，并需定期加强接种以提高或增强抗体滴度。接种灭活疫苗对免疫缺陷者不会造成感染，并且通常不受循环抗体的影响，即使血液中有抗体也可以接种，如在婴儿期或使用含有抗体的血液制品之后。当前使用的灭活疫苗有全病毒疫苗，如 InfV、IPV、人用狂犬病疫苗和 HepA；全细胞灭活细菌疫苗，如 aW、TV、霍乱疫苗等；裂解疫苗包括亚单位疫苗，如 HepB、InfV、aP 等。

3. **多糖疫苗** 多糖疫苗是由构成某些细菌表膜的长链或短糖链糖分子组成的灭活亚单位疫苗。它引起的免疫反应是典型的非 T 细胞依赖型免疫反应，产生的主要抗体是 IgM，只产生少量 IgG，在 2 岁以下儿童不能产生有效的免疫反应。20 世纪 80 年代后期发现，如果把多糖与蛋白分子进行化学结合，就能将非 T 细胞依赖型免疫反应变为 T 细胞依赖型免疫反应。目前，我国使用的多糖疫苗有 A 群脑膜炎球菌多糖疫苗（MPV-A）、AC 群脑膜炎球菌多糖疫苗（MPV-A+C）、PPV23、伤寒 Vi 多糖疫苗等；结合疫苗有 Hib、MCV-A+C 等。

4. **亚单位疫苗** 是指提取或合成细菌、病毒外壳的特殊蛋白结构，即用抗原决定簇制成的疫苗。该类型疫苗免疫原性低，需与佐剂合用。

5. **合成肽疫苗** 是仿特异性抗原某些肽链或蛋白质，通过人工合成抗原制备的疫苗。

6. **重组疫苗** 是在基因水平上制备的疫苗，根据研制原理的不同，可分为基因工程疫苗、基因重组疫苗、转基因疫苗、DNA 疫苗。

7. **以细菌或病毒为载体的活疫苗** 是将外源基因插入病毒或细菌 DNA 的某个部位，使之高效表达但又不影响该疫苗株的存活和繁殖。目前可用的载体有痘苗病毒、腺病毒、脊灰病毒、伤寒 Ty21a 株、鼠伤寒病毒株、BCG 株等。

8. **抗独特型抗体疫苗** 是针对抗体分子 V 区上的特异性抗原表位群（称独特型）的抗抗体。

9. **联合疫苗** 联合疫苗具有预防多种目标疾病、减少接种针次、简化免疫程序、提高接种率、降低交叉感染等优点，为当今世界疫苗研究的发展方向，如百白破混合疫苗、麻疹-流行性腮腺炎-风疹活疫苗、白喉-破伤风-无细胞百日咳-b型流感嗜血杆菌疫苗-灭活脊髓灰质炎病毒疫苗五联疫苗等。

三、预防接种使用的疫苗

1. **儿童计划免疫程序** 《国家免疫规划儿童免疫程序及说明（2016年版）》就儿童免疫接种的有关事项进行了详细说明，并制定了详细的免疫程序表（表1-1-1）。

基础免疫是指人体初次接受某种疫苗全程足量的预防接种，乙肝疫苗、卡介苗、脊髓灰质炎疫苗、百白破疫苗、麻风疫苗、乙脑减毒活疫苗应在12月龄内完成，A群流脑疫苗应在18月龄及以内完成，甲肝减毒活疫苗应在24月龄及以内完成。在进行基础免疫后，人体产生的免疫力可以维持一段时间，而随着时间的推移，这种免疫力将逐渐减低以致消失。因此，有必要再次进行同类疫苗的接种，即进行加强免疫，从而使机体内保持有效的免疫力。

2. **其他常用疫苗** 根据疾病流行情况、卫生资源、经济水平、实施条件及居民的自我保健要求，还有些疫苗儿童可以使用，这类由公民自费并且自愿受种的其他疫苗统称为第二类疫苗。临床上常用的有水痘疫苗、流行性感冒（流感）病毒疫苗、轮状病毒疫苗、b型流感嗜血杆菌（Hib）疫苗、肺炎球菌结合疫苗、流脑A+C结合疫苗、吸附无细胞百白破灭活脊髓灰质炎和b型流感嗜血杆菌（结合）联合疫苗等。

表 1-1-1 国家免疫规划疫苗儿童免疫程序表（2016 年版）

| 疫苗种类 | | 接种年（月）龄 | | | | | | | | | | | | | | |
名称	缩写	出生时	1月	2月	3月	4月	5月	6月	8月	9月	18月	2岁	3岁	4岁	5岁	6岁
乙肝疫苗	HepB	1	2					3								
卡介苗	BCG	1														
脊灰灭活疫苗	IPV			1												
脊灰减毒活疫苗	OPV				1	2								3		
百白破疫苗	DTaP				1	2	3				4					
白破疫苗	DT															1
麻风疫苗	MR								1							
麻腮风疫苗	MMR										1					
乙脑减毒活疫苗	JE-L								1			2				
乙脑灭活疫苗 *	JE-I								1,2			3				4

续表

疫苗种类		接种年（月）龄															
名称	缩写	出生时	1月	2月	3月	4月	5月	6月	8月	9月	18月	2岁	3岁	4岁	5岁	6岁
A群流脑多糖疫苗	MPSV-A							1		2						
A群C群流脑多糖疫苗	MPSV-AC												1			2
甲肝减毒活疫苗	HepA-L										1					
甲肝或甲肝灭活疫苗**	HepA-I										1	2				

注：表中空格表示无接种。

* 选择乙脑减毒活疫苗接种时，采用 2 剂次接种程序。选择乙脑灭活疫苗接种时，采用 4 剂次接种程序；乙脑灭活疫苗第 1、2 剂间隔 7～10 天。

** 选择甲肝减毒活疫苗接种时，采用 1 剂次接种程序。选择甲肝灭活疫苗接种时，采用 2 剂次接种程序

▌四、疫苗接种的禁忌证

禁忌证是指个体在某种状态（病理和生理）下接种疫苗后会极大地增加异常反应发生概率的情形。禁忌证是由个体的状态决定的，与疫苗无关。对有禁忌证的人接种疫苗，会发生严重异常反应，当有禁忌证时不应接种疫苗。

1. 常用疫苗的禁忌证　通用的禁忌证主要包括：①对疫苗某一成分有变态反应者；②上次接种该疫苗出现严重变态反应者（表 1-1-2）。

表 1-1-2　常用疫苗的禁忌证

疫苗	禁忌证
所有疫苗	对疫苗或疫苗成分发生变态反应或上次接种该疫苗出现严重变态反应者
DTP	发生脑病 7 天内
OPV	免疫缺陷或有家族性免疫缺陷者
IPV	对新霉素、链霉素、多黏菌素 B 过敏者
MMR	有变态反应史、怀孕妇女、免疫缺陷者
Hib	无
HepB	对普通的干酵母有变态反应者
YFV	对鸡蛋有变态反应者、免疫缺陷者

2. WHO 规定的禁忌证

（1）免疫缺陷、恶性疾病（如恶性肿瘤、白血病、淋巴瘤等），以及应用皮质固醇、烷化剂、抗代谢药物或放射治疗而免疫功能受到抑制者，不能使用减毒活疫苗。对上述儿童及其兄弟姐妹和接触者，可用 IPV 代替 OPV。减毒活疫苗也不能用于孕妇，即使对胎儿或孕妇不会引起异常反应的 BCG 和 OPV 也要慎用。

（2）孕妇特别是妊娠早期，不能使用减毒活疫苗。

（3）患有癫痫、癔症、脑炎后遗症、抽搐等神经系统疾患和精神病或有既往疾病史者，禁止接种 JEV、DTP 和 MPV。

（4）对进行性神经系统患病儿童，如未控制的癫痫、婴儿痉挛和进行性脑病，不应接种含有百日咳抗原的疫苗。

（5）需要连续接种的疫苗（如 DTP），如果前一次接种后出现严重反应（如变态反应、虚脱或休克、脑炎 / 脑病或出现惊厥），应停止以后针次的接种。

（6）患有湿疹、化脓性中耳炎或其他严重皮肤病者、结核菌素试验阳性者不宜接种 BCG。

（7）肾炎恢复期或慢性肾炎患者禁用白喉类毒素及其混合制剂。

（8）对疫苗中任何成分过敏，或者接种某种疫苗后曾经发生严重变态反应者，以后不能再接种该疫苗。

（9）受种者正患伴有发热或明显全身不适的急性传染病时，应推迟接种。发热时接种疫苗可加重病情，且有可能错把发热的临床表现当作疫苗反应而阻碍了以后的免疫。

▍五、疫苗接种的慎用证

慎用证的意思和禁忌证相近，是指个体在某种状态下接种疫苗后会增加发生严重不良发应的概率，或者接种疫苗可能不能产生良好免疫应答的情形。慎用证者接种疫苗虽然可能对机体有损害，但发生概率比禁忌证者小。一般情况下，如果有慎用证，应建议推迟接种疫苗。但当接种疫苗的利益超过发生不良发应风险时，受种者应考虑接种疫苗。

1. **常见的慎用证** 以下情况应暂缓接种疫苗：

（1）最近4周内曾使用免疫球蛋白或其他被动免疫制剂者，应推迟接种减毒活疫苗。

（2）有某种传染病既往病史者，可能已获得病后免疫，不必接种相应疫苗。

（3）发热（特别是高热）、急性疾病及严重营养不良者，应暂缓接种疫苗。

（4）对有过敏性体质、支气管哮喘、荨麻疹、血小板减少性紫癜、食物过敏史者，不能接种含有变应原（过敏原）的疫苗。

（5）活动性肺结核、心脏代偿功能不全、急慢性肾脏病、糖尿病、高血压、肝硬化、血液系统及重症慢性疾病、活动性风湿病、严重化脓性皮肤病等患者，应暂缓接种疫苗。

（6）再次接种含百日咳疫苗的慎用证：①体温 > 40.5℃；②虚脱或类似休克状态（低渗性过敏状态）；③在接种疫苗后48小时内持续哭闹3小时以上；④接种疫苗后3天内突然疾病发作伴有发热或无热症状。成人或少年接种 DTaP 后出现上述症状不是慎用证。

2. **《中国药典》规定的慎用证** 家族和个人有惊厥史、患慢性疾病者、有癫痫史者、过敏体质者、哺乳期妇女，是接种 MPV、Hib、DTP、BCG、JEV-I 和 JEV-L、HepA-I 和 HepA-L、HepB、MV、OPV 的慎用证。

六、早产儿的预防接种

1. **概况** 早产儿是指出生时胎龄未满 37 周的新生儿，其身体各器官构建和生理功能呈不同程度的不成熟，根据不同胎龄分为极早早产儿（小于 28 周）、早期早产儿（满 28 周至未满 32 周）、中晚期早产儿（满 32 周至未满 37 周）。我国早产发生率约为 7%，每年约有 120 万早产儿出生。早产儿各器官发育不成熟，易发生呼吸暂停、肺发育不良、各类先天性心脏病、坏死性小肠结肠炎、脑室内出血或脑室周围白质软化、贫血和高胆红素血症等并发症。

2. **接种疫苗的必要性** 早产儿自身细胞免疫及抗体合成不足，补体水平低下，血清缺乏调理素，通过母体胎盘来的 IgG 量少，对感染的抵抗力较弱。研究证明，早产儿及低体重儿的疫苗针对性疾病的发病率和病死率明显高于足月儿。美国儿科学会建议，早产儿（包括低体重儿）应按足月儿的免疫程序进行免疫接种。大多数情况下，早产儿和低体重儿对常规疫苗的安全性、耐受性及免疫应答效果与足月儿无显著差异。

出生体重 < 2kg 的早产儿出生后首剂乙肝疫苗接种后的血清乙肝表面抗体阳转率较低，但满月后，所有早产儿对疫苗的应答能力均与足月儿相当。

3. **接种建议**

（1）可以接种：可以与足月儿一样接种各类疫

苗（出生体重 < 2.5kg 的早产儿接种卡介苗除外）。乙肝表面抗原阳性或不详母亲所生的早产儿应在出生后 24 小时内尽早接种第 1 剂乙肝疫苗，但对出生体重 < 2kg 的早产儿或低体重儿在满 1 月龄后，需再按 0、1、6 月程序完成 3 剂次乙肝疫苗接种。乙肝表面抗原阳性母亲所生早产儿，可按医嘱在出生后接种第 1 剂乙肝疫苗的同时，在不同（肢体）部位肌内注射 100U 乙肝免疫球蛋白。

危重早产儿应在生命体征平稳后尽早接种第 1 剂乙肝疫苗。

（2）暂缓接种：出生体重 < 2.5kg 的早产儿，暂缓接种卡介苗。待体重 ≥ 2.5kg，生长发育良好时可接种卡介苗。

■ 七、原发性免疫缺陷病的预防接种

1. **概况** 原发性免疫缺陷病（primary immunodeficiency disease，PID）是指由遗传因素或先天性免疫系统发育不良导致免疫系统功能障碍的一组综合征，可累及固有免疫和 / 或适应性免疫。常见的临床表现包括反复、严重感染及特殊病原微生物感染等，或者表现为自身免疫（炎症）性疾病、严重过敏症状及肿瘤等。

根据最新国际免疫学会的分类，将 PID 分为 9 大类。目前已发现 300 余种 PID，最常见的是抗体缺陷为主的免疫缺陷病和联合免疫缺陷病。每种 PID 的发病率在 1/10 万 ~ 1/20 万。

2. **接种疫苗的必要性** PID 患者容易发生各种病原微生物的感染，一旦感染病情往往较严重，甚至

可致死。美国免疫实施咨询委员会和许多国际组织均建议 PID 患者应接种疫苗。

3. PID 的预防接种　PID 患者原则上可接种灭活疫苗，与免疫功能正常者通常具有相同的安全性，但 PID 患者的免疫反应强度和持久性会降低。PID 患者是否可接种活疫苗，需根据不同的 PID 种类决定。

4. PID 早期识别

（1）感染病史：包括严重危及生命的感染（如脓毒血症、深部脓肿、重症肺炎、中枢神经系统感染、皮肤感染等）；特殊病原微生物感染（如反复鹅口疮、皮肤真菌感染、BCG 感染、单纯疱疹病毒性脑炎、严重 EBV 感染等）；反复感染（如反复化脓性中耳炎、肺炎、持续或反复腹泻、口腔溃疡、肛周脓肿，比同年龄儿童发作频繁），常规治疗效果不佳。

（2）可疑 PID 家族史：家族中有 PID 患者或类似症状者，或家族成员中有出生后因感染早期夭折者，均应注意存在 PID 的可能。

（3）其他提示信息：如胸腺缺如或发育不良，血小板不明原因持续或反复减少；慢性腹泻、吸收不良；脐带延迟脱落（＞4 周），乳牙延迟脱落，体重不增或消瘦，进行性发育迟缓；难治性阻塞性肺部疾病，严重湿疹或皮炎，伤口愈合不良，瘢痕；反复发热等。

（赵正言）

参考文献

1. BLENCOWE H, COUSENS S, OESTERGAARD MZ, et al. National, regional, and worldwide estimates of preterm birth rates in the year 2010 with time trends since 1990 for selected countries: a systematic analysis and implications. Lancet，2012，379(9832):2162-2172.

2. 江载芳，申昆玲，沈颖 . 诸福棠实用儿科学 . 8 版 . 北京：人民卫生出版社 , 2015.

3. GAUDELUS J, PINQUIER D, ROMAIN O, et al. Is the new vaccination schedule recommended in France adapted to premature babies.Arch Pediatr,2014,21:1062-1070.

4. 张丽，翟祥军，李艳萍，等 . 中国 4 省 (区市) 早产儿和足月儿乙型肝炎疫苗免疫应答多中心比较研究 . 中华流行病学杂志，2012, 33（2）：185-188.

5. 中国妇幼保健协会新生儿保健专业委员会，中国医师协会新生儿科医师分会 . 新生儿期疫苗接种及相关问题建议 . 中华妇产科杂志，2017, 32（3）：161-164.

6. 陈荣华，赵正言，刘湘云 . 儿童保健学 . 5 版 . 南京：江苏凤凰科学技术出版社，2017.

第二节 婴儿哭闹

哭闹是婴儿期最常见的行为，是婴儿对体内或体外刺激不适的反应，也是婴儿表达要求和痛苦的一种方式。婴儿哭闹的原因有很多，如饥饿、不适、疼痛或需要获得关注等。

一、病因

1. 非病理性哭闹　往往哭声有力，除哭闹外无其他异常表现。主要原因为饥饿、口渴、哺乳不当致使咽下气体过多、欲排大小便等；也可因过冷、过热、尿布潮湿、衣服过紧、被褥过量、光线过强、痛、痒、蚊虫叮咬等所致；也可能是由于婴儿尚未建立正常生活规律，白天睡眠过多而夜间啼哭不眠的夜啼哭。

2. 病理性哭闹　是指因各种疾病所引起的哭闹，以腹痛、耳痛、头痛、口腔痛最为常见。在发生前期常有烦躁不安的表现，啼哭常较剧烈且持续（表1-2-1）。

表 1-2-1　病理性哭闹的常见病因

部位及类别	常见疾病
头、面部疾病	颅骨骨折、硬脑膜下血肿、角膜擦伤、中耳炎、外耳道疖肿、口腔炎或口腔溃疡等
神经系统疾病	脑炎、脑膜炎、颅内出血等
心血管疾病	心功能不全、心动过速或心律不齐等
胃肠道疾病	胃肠道积气、肠道感染或功能紊乱、肠套叠、嵌顿性疝、肛裂等

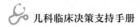

续表

部位及类别	常见疾病
泌尿系统疾病	泌尿道感染、睾丸扭转、尿路结石等
骨骼、关节损伤	骨折、关节脱位等
肠寄生虫病	蛔虫病、蛲虫病等
药物中毒	误服药品或药物过量造成的中毒
其他	眼、咽、喉部、鼻腔、外耳道或阴道异物,新生儿甲状腺功能亢进,婴儿脚气病,高钙血症等

二、诊断

1. 发病情况 如发病年龄,起病缓急,发生哭闹的时间和环境,哭声的高低、强弱、发作特点(持续或反复发作或持续加阵发),哭闹前、中及停后的表现。

(1)阵发性的哭闹、烦躁、易激惹,每天至少 3 小时,每周至少发生 3 天,至少持续 1 周,且起止突然,但婴儿生长正常,需考虑婴儿肠绞痛。

(2)突然剧烈哭闹,挣扎不安,应特别注意肠套叠、嵌顿疝等。

(3)进食或哺乳时哭闹应注意口腔炎或鼻塞,以及婴儿上唇或母亲乳房阻塞婴儿鼻孔。

(4)排便时哭闹应注意结肠炎、膀胱炎、尿道口炎、消化或泌尿系统畸形等。

2. 伴随症状

(1)伴发热、流涕、咳嗽,多为呼吸道感染。

(2)伴呼吸、心率增快、发绀,多为心、肺疾病。

（3）阵发性剧哭伴呕吐、便血，应注意肠套叠、肠梗阻、坏死性肠炎等。

（4）哭闹、高声尖叫伴呕吐、前囟饱满提示脑部疾病。

3. **体格检查** 注意面色、神态、体表，以及口腔、耳、鼻和咽喉部等有无炎症、损伤和异物；囟门有无膨隆；心、肺有无异常；腹部有无包块、嵌顿疝、明显压痛点；神经系统有无异常体征。

4. **辅助检查**

（1）血、尿、粪常规检查，排除泌尿道感染、肠道感染等。

（2）胸片、腹部 B 超等检查，排除肺部感染、肠套叠等；必要时进行头颅 CT 检查，排除颅内出血等。

▍三、鉴别诊断

婴儿哭闹的鉴别诊断，见图 1-2-1。

▍四、治疗原则

1. **非病理性哭闹** 主要是进行基于行为原则的育儿指导，给予父母心理支持，进行个体化的咨询，能帮助父母更有效地满足孩子的需求，并学会应对策略。

2. **病理性哭闹** 明确病因，根据病因进行相应治疗。如病史采集或体格检查有异常发现的患儿，需及时向相应专科转诊。

（赵正言）

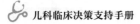

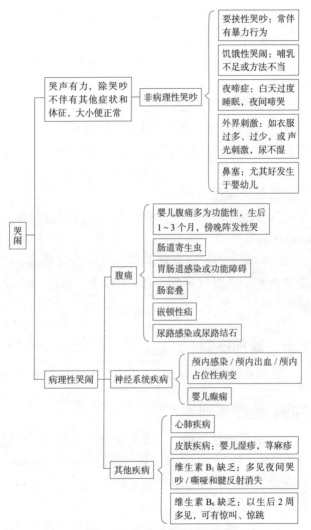

图 1-2-1 婴儿哭闹的鉴别诊断

参考文献

1. 陈荣华,赵正言,刘湘云.儿童保健学.5版.南京:江苏科学技术出版社,2017.

2. 金星明,静进.发育与行为儿科学.北京:人民卫生出版社,2014.

3. 徐书珍,初建芳,于永锋.儿科疾病症状鉴别诊断学.北京:军事医学科学出版社,2012.

4. 黎海芪.实用儿童保健学.北京:人民卫生出版社,2016.

5. 江载芳,申昆玲,沈颖.诸福棠实用儿科学.8版.北京:人民卫生出版社,2015.

6. 李冀,吴晓燕.儿科住院医师手册.北京:人民卫生出版社,2012.

第三节　喂养困难

喂养困难是指儿童持续进食不当，或持续反刍或反胃，造成体重不增或下降。遗传学研究显示，喂养困难单卵双生子的患病率明显高于异卵双生子，提示该病可能与遗传因素有关。

喂养本身是一个复杂的生理过程，正常的婴幼儿喂养行为通过喂养者和婴幼儿之间一系列正性、积极的生理和心理互动，满足婴幼儿的营养和心理需求。与婴幼儿喂养困难发生相关的影响因素主要涉及食物、婴幼儿、喂养者、喂养行为和喂养环境五个方面。这些因素相互联系、相互影响。

■ 一、临床表现

1. 患儿对各种食物均不感兴趣，没有食欲或偏食。多数儿童只吃一种或两种食物，但也进食不多。

2. 患儿饮食量过少，甚至抗拒进食，有时将进入口中的食物吐出。婴儿表现为不吃奶或吃奶很少、反刍或反胃，儿童表现为不思饮食，常一餐饭费时超过 1 小时。

3. 家长出于对儿童进食过少的恐惧，往往强迫儿童进食。

4. 形体消瘦、面色苍白，体重增长缓慢或下降，往往合并营养不良。

5. 体检除消瘦外，无其他器质性疾病情况存在。

■ 二、诊断

1. 病史线索

（1）发病情况：喂养困难出现及持续时间、程度。

（2）喂养及进食情况：喂养方式、摄入食物的种类、进食时间、进食的量、进餐次数、餐饮间隔时间、零食习惯、饮水量、进食环境等。

（3）出生史：出生体重及身长，是否为足月小样儿。

（4）生长发育史：详细询问既往体格生长及智力发育情况。

（5）既往史：既往有无器质性疾病，如先天性心脏病、唇裂、腭裂、甲状腺功能减退症、遗传代谢性疾病等。

（6）相关因素：儿童气质特点、情绪问题、家长的抚育方式和亲子关系等。

2. 体格检查

（1）体格测量及体格生长评价：常用的体格测量指标包括体重、身长（身高）、头围、胸围、上臂围、皮下脂肪厚度。儿童体格生长评价应包括生长水平、生长速度及匀称程度。

（2）全面体格检查：包括神经系统检查，注意有无先天畸形及骨骼发育异常。

3. 辅助检查
体检结果及生长发育正常的喂养困难儿童，通常不需要进行实验室检查。

喂养困难出现生长迟滞时，需排除器质性疾病。详细的喂养史、生长发育史、既往史及体格检查可为选择进一步的实验室检查提供线索。如染色体及基因检查排除先天遗传性疾病；血氨基酸或尿有机酸检测排除代谢性疾病；甲状腺功能检查排除甲状腺功能减退症；心脏超声检查排除先天性心脏病等。

4. **诊断标准**　喂养困难的 ICD-10 诊断标准如下：

（1）持续进食不当，或持续反刍或反胃。

（2）在 6 岁前起病，至少在 1 个月内体重无变化或下降，或有其他明显的健康问题。

（3）排除影响进食的其他器质性疾病和精神障碍。

三、治疗原则

1. **病因治疗**　积极治疗器质性疾病。

2. **营养支持、补充锌剂及健胃食物。**

3. **育儿指导**

（1）教育家长学习应答型喂养方式：家长决定儿童进食地点、时间及食物，判断儿童进食情况；家长设定进食规则、进食示范、正面谈论食物；对儿童在进餐过程中的饥饿和饱足信号及时反馈；由儿童根据自身饱足及饥饿循环决定吃不吃、吃多少。喂养是家长-儿童的互动过程，应答型喂养模式可促进儿童进食，减少垃圾食品摄入及超重发生。

（2）教育家长了解儿童进食基本规则：避免进食时用电视、玩具等方式分散儿童注意力；限制就餐时间；提供与儿童年龄相符的食物种类及质地；给小婴儿逐渐引入新食物（尝试 8 ~ 15 次）；鼓励较大婴儿、幼儿自己进食，包括抓食；允许与儿童年龄相符的狼藉；家长对儿童就餐情况保持中立态度。

四、专科转诊指征

喂养困难可见于多种疾病状态，如食物过敏、先天性心脏病、消化道畸形、感染性疾病、甲状腺功能减退症、儿童抑郁症、儿童孤独症、染色体及遗传代谢性疾病等，当喂养困难伴有生长迟滞时，应转诊相应专科，排除器质性疾病。

（赵正言）

参考文献

1. 陈荣华，赵正言，刘湘云 . 儿童保健学 . 5 版 . 南京：江苏凤凰科学技术出版社，2017.

2. 金星明，静进 . 发育与行为儿科学 . 北京：人民卫生出版社，2014.

3. 黎海芪 . 实用儿童保健学 . 北京：人民卫生出版社，2016.

4. 江载芳，申昆玲，沈颖 . 诸福棠实用儿科学 . 8 版 . 北京：人民卫生出版社，2015.

第 二 章

☑ **行为发育**

第一节 低体重

一、概述

低体重是指体重低于同年龄同性别参照人群值的均值减 2SD 或低于第三百分位（P_{3rd}），在 5 岁以下的儿童中，低体重多见于蛋白质 - 能量营养不良。因体重值的变化可有身高生长迟缓和身高正常两种情况，仅用体重不能全面评价儿童营养状况，建议加上身高的指标。蛋白质 - 能量营养不良（protein-energy malnutrition，PEM）又称营养不良，是由于多种原因引起的蛋白质和 / 或总能量长期摄入不足，不能维持正常新陈代谢而导致自身组织消耗的营养缺乏性疾病。PEM 多见于 3 岁以下婴幼儿，是全球 5 岁以下儿童死亡的重要原因。发展中国家 50% 以上的儿童死亡与营养不良有关。PEM 常伴多种微量营养素缺乏，可能导致儿童生长障碍、抵抗力下降、智力发育迟缓、学习能力下降等，对其成年后的健康和发展也可产生长远的不利影响。

二、诊断步骤

按照"A-C-D-B"的步骤，即体格测量和评价（anthropometric and assessment，A）、病史和体格检查（clinical indicators，C）、膳食调查（dietary assessment，D）、实验室检查（biochemical or laboratory tests，B）等综合分析。首先通过体格测量和评价发现儿童是否有营养不良可能，再根据病史、体格检查和膳食调查寻找导致营养不良的可能原因，然后选择相关实验室检查了解器官系统功能状态，寻找有无营养素缺乏证据或营养不良的并发症，监测治疗后的反应（图 2-1-1）。

1. 体格测量及评价

（1）评价目的：体格测量评价结果是筛查儿童营养不良的重要依据，提示是否存在营养不良和营养不良的严重程度。

（2）体格生长指标：目前采用 WHO 推荐使用的三个指标，即体重 / 年龄（weight for age，W/age）、身高 / 年龄（height for age，H/age）及体重 / 身高（weight for height，W/H），全面筛查 < 5 岁儿童的营养不良。年龄、体重、身高三个指标的综合应用，不但考虑了年龄 / 体重的急性营养不良，而且用年龄 / 身高判断是否有生长发育迟缓，而体重 / 身高则反映了同身高时的体重变化，较全面评价儿童的营养状况，给予正确的营养指导。

（3）分型与分度：不同体格测量指标评价营养不良的分型可提示不同的营养不良病因或主要缺乏的营养素在体内的生理、生化功能改变，如儿童体重降低提示能量摄入不足，身高发育迟缓提示蛋白质缺乏。低体重是指体重低于同年龄、同性别参照人群值的均值减 $2SD$；生长迟缓是指身长低于同年龄、同性别参照人群值的均值减 $2SD$；消瘦是指体重低于同性别、同身高参照人群值的均值减 $2SD$。三者可不一致，以均值 $-nSD$ 以决定营养不良的严重程度，如中度为 $\leqslant -2SD \sim -3SD$，重度为 $< -3SD$（表 2-1-1）。

表 2-1-1 营养不良分型与分度

分型	分度	
	中度	重度
低体重（$<-2\,SD$ 年龄别体重）	$\leq-2\,SD \sim -3SD$	$<-3SD$
生长迟缓（$<-2\,SD$ 年龄别身高）	$\leq-2\,SD \sim -3SD$	$<-3SD$
消瘦（$<-2\,SD$ 身高别体重）	$\leq-2\,SD \sim -3SD$	$<-3SD$

生长迟缓不能统称为"慢性营养不良"，因生长迟缓并不一定是长期营养不良持续状态，而是某种状态的残留；也不能将"急性营养不良"与"消瘦"等同。个体儿童"生长迟缓"并不都是营养不良，也不完全是"过去营养不良"。影响骨骼发育的因素较为复杂，应具体分析病因。

2. 病史线索（高危因素） 喂养史、生长发育史和疾病史对于全面正确评价个体的营养状况非常重要。

（1）膳食供给不足（原发性营养不良）：随着我国经济、文化的发展，因战争、贫穷、饥荒等原因导致食物匮乏所致营养不良的儿童已显著减少。目前儿童营养不良主要原因是因家长知识缺乏，使儿童能量、蛋白质，以及与能量、蛋白质有关的微量营养素摄入不足。原发性营养不良多见于婴幼儿，如长期婴儿乳类不足（质或量），幼儿低能量食物（米粉、稀粥、面汤）摄入。年长儿的不良饮食习惯，如零食多、进食时间玩耍，可致摄入量不足。

（2）疾病因素（继发性营养不良）：消化道畸形、慢性感染性疾病如结核、迁延性腹泻、严重食物过敏，以及严重心、肝、肾疾病等致营养素吸收不良或消耗增加。

3. 临床表现 / 体格检查 临床上蛋白质 - 能量营养不良可分为能量缺乏为主型和蛋白质缺乏为主型。能量摄入严重不足，会导致婴儿极度消瘦；蛋白质严重缺乏的水肿型营养不良又称恶性营养不良；中间型为消瘦 - 水肿型。体重不增是营养不良的早期表现，皮下脂肪层厚度是判断营养不良程度的重要指标。皮下脂肪层消耗的顺序首先是腹部，其次为躯干、臀部、四肢，最后为面颊。营养不良初期身高无明显影响，随着病情加重，生长减慢，身高也低于正常。

4. 膳食调查 评价儿童三日的食物摄入量，计算能量摄入量及三大宏量营养素供能比是否合适，包括儿童的进食习惯、行为（餐次、进食功能、水或汁汤摄入、零食摄入、进食环境等）。

5. 实验室检查 早期缺乏特异性或敏感指标诊断营养不良。尤其需要对影响到患儿一般情况的实验室指标予以确认，如血、尿、便常规，肝、肾功能，电解质及血糖，以及微量营养素等，对治疗有重要指导意义。

▌三、诊断流程

营养不良的诊断流程，见图 2-1-1。

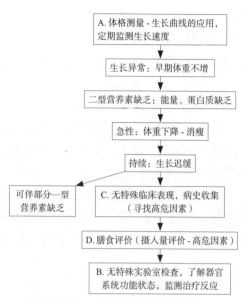

图 2-1-1 营养不良的诊断流程

▌四、治疗原则

原则是依营养不良严重程度采取相应措施。补足微量营养素的贮存，修复异常机体成分，促进体重和身高的增长。体重的恢复是最重要的临床指征。其他营养素配给适当时儿童应有最高的食物摄取，避免增加儿童肠道负担或产生不耐受。

（一）中度营养不良

多因膳食供给不足或喂养不当，或反复发生的常见病致儿童营养不良，或营养不良早期。

1. **去除病因**　改善家长喂养方法或行为，纠正缺铁性贫血、感染等原发疾病。

2. **营养补充**　据膳食分析结果调整家长喂养方法或行为，适量补充蛋白质、能量和相应的营养素，但不要操之过急，应缓慢进行。

（二）重度营养不良

1. **积极治疗原发病**　纠正消化道畸形，治疗腹泻和消耗性疾病，如结核和心、肝、肾疾病。

2. **控制感染与其他合并症**　适当采用抗生素控制感染性疾病，最常见的是胃肠道、呼吸道和皮肤感染。真菌感染的患儿，除支持治疗外，还要给予必要的抗真菌治疗和其他相应的处理。严重贫血者可输血，轻、中度贫血可用铁剂治疗，2～3mg/（kg·d），疗程3个月。纠正严重营养不良时的水电解质紊乱，或因腹泻致脱水电解质紊乱、酸中毒、低血糖等症状。

3. **高蛋白、高能量**　营养不良儿童消化道长期摄入过少，已适应低营养的摄入，过快增加摄食量容易出现消化不良，甚至再喂养综合征。故饮食调整的量应个体化，根据患儿实际的消化能力和病情逐步增加。婴幼儿以乳制品为主，较大儿童可逐渐增加蛋类、肝泥、肉末、鱼粉等高蛋白食物，必要时可使用酪蛋白水解物、氨基酸混合液或要素饮食。食物中应含有丰富的维生素和微量元素。

4. **能量计算**　WHO建议 < 3岁营养不良儿童的能量补充计算可分三步进行：第一步，需维持现有体重，先计算出已获得的食物能量，与现有体重的能量的需要比较；第二步，逐渐增加能量，使体重达实际身高的体重的 P_{50th} 或均值，故按此计算应该获得的能量，又因营养不良儿童多有感染，能量需要较正常儿童增加 8kcal/kg；第三步，计算生理需要量，即营养不良儿童的能量摄入按实际年龄的体重的 P_{50th} 或

均值计算。蛋白质从 1~2g/（kg·d）逐渐增加至 3~4.5g/（kg·d）。

5. 恢复指征　治疗后 4~6 个月龄体重逐渐恢复正常，身长的追赶需更长时间。

举例：男孩，1 岁 3 个月，体重 7.7kg，身长 73.6cm。每日稀粥 2 餐，奶 480ml，能量摄入约 513kcal/d。

能量补充计划：

（1）与实际体重比较（即维持实际体重所需能量）：Q=80kcal/（kg·d）×7.7kg=616kcal/d（1kcal = 4.184kJ）。

（2）按实际身高的平均体重补充：Q =*87kcal/（kg·d）×9.2kg（W/73.6cm）=800.4kcal/d（* 补充感染损失，限于 < 3 岁营养不良儿童）。

（3）按实际年龄的平均体重补充：Q=80kcal/（kg·d）×10.3kg（W/15 月龄）=824kcal/d。

6. 药物　帮助消化功能的药物包括胃蛋白酶、胰酶和 B 族维生素。补充足够的能量和蛋白质，可适当使用蛋白同化类固醇制剂如苯丙酸诺龙，每次肌内注射 0.5~1mg/kg，每周 1~2 次，连续 2~3 周，可促进机体蛋白质合成，增进食欲。严重食欲缺乏患儿可肌内注射胰岛素 2~3U/d，2~3 周为一疗程；为避免发生低血糖，注射前可口服葡萄糖 20~30g。适当补充锌营养素能提高味觉敏感度，促进食欲。

▎五、专科转诊指征

1. 积极寻找原发病，转至相应专科诊治。

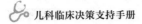

2. 儿保科或临床营养科就诊及随访，继续纠正营养不良。

（胡　燕　李廷玉）

参考文献

1. 毛萌，李廷玉. 儿童保健学. 3 版. 北京：人民卫生出版社，2014.

2. 黎海芪. 实用儿童保健学. 北京：人民卫生出版社，2016.

3. 毛萌. 儿童保健学分册. 北京：人民卫生出版社，2017.

第二节 食物过敏

食物过敏（food allergy，FA）是指免疫学机制介导的食物不良反应，即食物蛋白引起的异常或过强的免疫反应，可由 IgE 或非 IgE 介导。食物过敏表现为一疾病群，症状累及皮肤、呼吸系统、消化系统、心血管系统等，甚至可发生严重的不良反应危及生命（表 2-2-1）。经食物激发试验确诊的儿童及成人食物过敏患病率为 1% ~ 10.8%；其中，牛奶、鸡蛋、花生过敏的患病率分别为 0 ~ 3%、1.7% 和 0.2% ~ 1.6%；而对于植物性食物过敏，如小麦、大豆、水果等过敏，各报道具有很强的异质性。

表 2-2-1 食物过敏相关疾病

IgE 介导	混合介导	非 IgE 介导
口腔过敏综合征	特应性皮炎	食物蛋白性小肠结肠炎
荨麻疹 / 血管性水肿	嗜酸细胞性食管炎	食物蛋白性肠病
严重过敏反应	嗜酸细胞性胃炎	食物蛋白性直肠炎
	嗜酸细胞性胃肠炎	乳糜泻
		疱疹样皮炎

一、病史线索

1. **常见症状及临床表现** 食物过敏症状多样，常缺乏特异性，可累及消化道、皮肤、呼吸道，甚至心血管系统，重者可导致死亡。当病史中出现下列症状，且不能用感染或其他器质性疾病原因解释时，应考虑食物过敏可能（表2-2-2）。

严重过敏反应在食物过敏中并不少见，常于暴露食物后数分钟至2小时起病。症状多样，可累及多个器官系统（皮肤、呼吸道、胃肠道、心血管系统），包括喉头水肿、重度哮喘、心血管系统受累（低血压、血管塌陷、心律失常等），甚至出现休克而死亡。

表2-2-2　食物过敏常见症状

受累组织器官	症状
胃肠道	呕吐、腹泻、胃食道反流、便秘(伴或不伴肛周皮疹)、血便、缺铁性贫血； 严重者可出现生长落后、缺铁性贫血、低蛋白血症、肠病或严重结肠炎
皮肤	特应性皮炎，面部、口唇、眼睑水肿(血管神经性水肿),进食后荨麻疹皮肤瘙痒； 严重者可出现低蛋白血症、生长落后或缺铁性贫血
呼吸道 (非感染性)	鼻痒、流涕、中耳炎、慢性咳嗽、喘息； 严重者可出现急性喉水肿或气道阻塞
眼部	眼痒、流泪、瞬目、球结膜充血
全身	持续的不安和腹痛超过每周3天(哭闹/激惹每天超过3小时),持续3周以上,生长发育落后； 严重者可出现过敏性休克

2. **病史采集**

（1）某种症状（如皮疹、腹泻、喘息、打喷嚏等）出现是否与某种食物摄入有关。

（2）进食同样食物症状是否重复出现。

（3）可疑食物摄入量。

（4）摄入可疑食物到症状出现的时间。

（5）症状主要累及器官和系统。

（6）是否曾发生过累及两个器官和系统、进展迅速的严重过敏反应。

（7）有无食物污染的可能性等。

（8）相应专科诊治效果如何。

（9）父母或同胞是否有过敏性疾病。

3. **饮食日记** 当症状与食物间关系不清楚时，记录两周饮食日记，有助于寻找两者间关系。

二、食物过敏原及自然病程

婴幼儿时期，90% 的食物过敏与牛奶、鸡蛋、大豆、小麦、花生、鱼、甲壳类动物、坚果类（腰果、胡桃、榛果）食物等有关。牛奶、鸡蛋等过敏随着年龄增长多数在学龄期左右可获得耐受；而花生、坚果类或海鲜过敏则可持续数年，甚至成年后（表2-2-3）。

三、辅助检查

1. **食物特异性 IgE 检测** 阳性结果仅表示致敏，不能确诊过敏。

（1）皮肤点刺试验（skin prick test，SPT）：用针尖将食物蛋白刺入皮肤表皮层，15 分钟后测量疹

表 2-2-3 常见食物过敏的自然病程和交叉反应

食物	过敏发生年龄	交叉反应	耐受年龄
鸡蛋白	0～1岁	其他禽蛋	7岁 (75%)
牛奶	0～1岁	山羊奶、绵羊奶、水牛奶	5岁 (76%)
花生	1～2岁	其他豆荚类、豌豆、扁豆，与其他坚果可发生交叉反应	持续 (20% 缓解)
坚果	1～2岁	其他坚果，与花生可发生交叉反应	持续 (9% 缓解)
鱼	儿童后期和成人	其他鱼类 (与金枪鱼和箭鱼发生过敏反应少)	持续
甲壳类	成人 (60%)	其他甲壳类	持续
小麦	6～24个月	其他含有麸质的谷类 (燕麦、大麦)	5岁 (80%)
大豆	6～24个月	其他豆荚类	2岁 (67%)
猕猴桃	任何年龄	香蕉、牛油果、橡胶	不清
苹果、胡萝卜、桃子	儿童后期和成人	桦树花粉、其他水果、坚果	不清

团的平均直径即可初步筛查有无过敏可能。当阳性对照疹团平均直径 > 3mm 且阴性对照 < 3mm 时，食物提取物疹团平均直径比阴性对照大 3mm 者为阳性结果。

（2）血清特异性 IgE 抗体检测：当病史怀疑患儿可能出现严重过敏反应或皮损较严重，无法进行皮肤点刺试验时，可采用体外食物特异性 IgE 检测。当特异性 IgE ≥ 0.35IU/ml 时，提示此食物可能引起过敏症状。

2. 食物回避试验　回避饮食是指将可疑致敏食物去除，仅留下很少引起过敏的食物，或给予要素饮食（深度水解配方或氨基酸配方）。若在食物回避过程中症状明显改善或消失为食物回避试验阳性。食物回避试验是口服食物激发试验的前驱步骤，通常需要持续 1 ~ 4 周。

3. 口服食物激发试验（oral food challenge，OFC）　当病史或 IgE 检测不能确定过敏，或考虑已经建立耐受时，OFC 可以作为确定临床过敏的有效方法。OFC 是在医疗监测下逐渐增加可疑食物的剂量，若食物诱发出症状即可确诊为食物过敏。双盲安慰剂对照食物激发试验受心理因素最小，被认为是诊断食物过敏的"金标准"。对于可能发生急性严重过敏反应的患者不建议进行任何形式的体内试验。

4. 消化道内镜检查　当病史提示症状与食物摄入密切相关而食物回避症状改善不明显时，可行消化道内镜检查。内镜检查可获取消化道黏膜标本，若黏膜下嗜酸细胞每高倍视野 > 15 ~ 20 个，即可诊断为嗜酸细胞浸润。

四、诊断流程

食物过敏的诊断流程，见图 2-2-1。

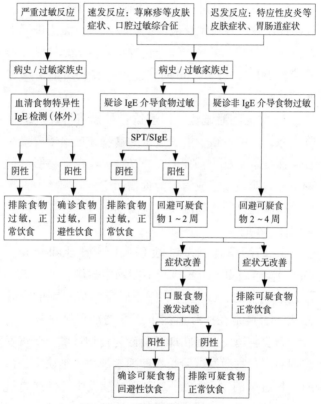

图 2-2-1　食物过敏的诊断流程

五、治疗原则

1. 营养管理

（1）饮食回避前的营养评估：推荐参照正常人群营养素参考摄入量对患儿进行膳食评估，了解过敏者膳食摄入情况是否合理。

（2）饮食回避过程中的营养评估：连续测量可早期发现生长不良，通过生长曲线了解生长速度比单次测量更重要。医生及营养师在饮食回避过程中应密切随访，及时调整膳食结构，补充微量营养素。

2. 饮食管理

（1）回避过敏食物：回避过敏食物是目前治疗食物过敏唯一有效的方法。所有引起症状的食物均应从饮食中完全排除。

（2）食物替代品：母乳喂养的牛奶蛋白过敏患儿应继续母乳喂养，但母亲应回避牛奶及其制品，同时注意补充钙 800 ~ 1 000mg/d。当母亲饮食回避后仍出现下列问题时，可考虑更换低敏配方喂养或转专科诊治：①患儿症状无改善且严重；②患儿生长迟缓和其他营养缺乏；③母亲多种食物回避影响自身健康；④母亲因回避饮食导致较重心理负担。

对于配方奶喂养的牛奶蛋白过敏患儿，可采用替代配方（深度水解或氨基酸配方）喂养。由于大豆与牛奶间存在交叉过敏反应和营养成分不足，一般不建议选用豆蛋白配方进行治疗。

（3）婴儿期固体食物的引入：回避所有已明确引起过敏症状的食物及其制品后，可按正常辅食引入顺序逐渐引入其他食物，从单一品种引入，每种食物引入后持续 1 周左右时间，观察症状反应性。膳食尽量多样化，已经明确不过敏的食物建议常规每日摄入。

3. 对症治疗 在回避食物蛋白同时应对症治疗，常用的药物包括肾上腺素、糖皮质激素、白三烯受体拮抗剂、肥大细胞膜稳定剂、抗组胺药及白介素 -5 抗体等。

肾上腺素是治疗严重过敏反应的首要药物。一旦发生严重过敏反应需立即使用 1‰ 肾上腺素（1mg/ml）0.01 ~ 0.03mg/kg 肌内注射，必要时可 15 分钟后重复一次。治疗关键是维持呼吸道通畅和保持有效血液循环，其他治疗药物包括糖皮质激素、抗组胺药物及 β 受体拮抗剂等。因急诊室内就诊的严重过敏反应约 50% 由食物诱发，故对患过敏的婴幼儿家长、青少年等应进行过敏相关知识的教育。

4. 患儿教育及随访

（1）救助卡片：食物过敏者，尤其是曾发生过严重全身过敏反应者，应随身携带包含过敏食物、处理方法及联系人等信息的救助卡片，便于及时处理。

（2）免疫接种：患过敏性疾病、特应性体质及有过敏家族史的儿童，只要其本身既往不对疫苗或其成分过敏、所患过敏性疾病与疫苗成分无关，均可按计划常规行疫苗接种，即接种普通疫苗原液，且无须留观。

（3）由于食物过敏有随年龄增长而自愈的可能，故应定期进行监测，通常主张每 3 ~ 6 个月重新进行评估以调整回避性饮食治疗方案及时间；但对有过敏性休克家族史或严重症状的患儿，饮食回避的时间应适当延长。

▌六、早期预防的营养策略

1. 母乳喂养　建议纯母乳喂养至少 4 ~ 6 月龄。

2. 适度水解配方粉　对于不能母乳喂养的过敏

性疾病高危儿，建议选择部分水解配方进行预防。

3. **固体食物引入时间** 对于过敏性疾病高危儿，尽管有证据显示早期引入固体食物可以减少过敏风险，但仍需医生在评估后给出个体化的喂养建议。

4. **其他** 高危儿可使用益生菌以预防湿疹；不能母乳喂养的婴儿建议添加含有益生元的配方粉以预防过敏。

（胡　燕　李廷玉）

参考文献

1. 黎海芪. 实用儿童保健学. 北京：人民卫生出版社，2016.

2. 毛萌，李廷玉. 儿童保健学.3 版. 北京：人民卫生出版社，2014.

3. KLEINMAN RE.Pediatric Nutrition.7th ed.American Academy of Pediatrics，2014.

4. KLIEGMAN RM.Nelson Textbook of Pediatrics. 20th ed.ELSEVIER，2016.

第三节　智力障碍

智力障碍（intellectual disability，ID）是指发育期内智力明显低于正常水平（发育商或智商 < 70），同时伴有社会适应能力缺陷。> 5 岁的儿童智商测定比较可靠和稳定，可以直接诊断智力障碍，以前称为精神发育迟滞（mental retardation，MR）。< 5 岁的婴幼儿、学龄前儿童发育轨迹存在较大个体差异，智商测定结果欠可靠，且婴幼儿早期轻度发育迟缓并不一定将来持续智力降低。因此，< 5 岁的儿童仅能根据发育里程碑的相应时间落后于同龄儿童程度判断发育迟缓（developmental delay，DD），一般不直接诊断智力障碍。

一、病史线索

1. **生长发育史**　大运动、精细运动、语言、应人能力、应物能力等神经功能发育。

2. **既往史**　既往中枢神经系统感染史、头颅外伤史、颅内出血史、惊厥发作史等。

3. **围产史及出生史**　母亲孕期感染、服药、吸烟、酗酒、抑郁等不良事件；分娩时的患儿异常情况（宫内窘迫、窒息、感染、颅内出血）；患儿生后疾病（低血糖、严重黄疸）。

4. **家族史**　家族中有无类似病例或其他神经系统疾病的患者，有无近亲结婚。

5. **用药史**　是否服用可能对认知造成障碍的药物，如神经精神类药物。

6. 伴随体征及神经系统症状

（1）伴有特殊面容，如高腭弓、低耳位、内眦赘皮、低鼻梁等，需考虑基因或染色体疾病。

（2）伴有身材矮小、毛发枯黄、身体异常气味等，需考虑内分泌或遗传代谢性疾病。

（3）伴有走路姿势异常、肌张力异常等，需考虑神经系统疾病。

（4）伴有不（少）看人、不（少）理人、不（少）说、不（少）指和不当行为（特殊或固定的玩玩具、运动、感觉方式）等，需考虑孤独症谱系障碍。

二、体格检查

1. **体格生长监测**　包括身高、体重、头围等。

2. **特殊面容及体表畸形**　腭弓高、耳位低、上唇薄、人中长、眼睑下垂、眼裂下斜、内眦赘皮、短鼻梁、通贯掌等。

3. **神经系统检查**　有无交叉步态、不自主运动、瘫痪、共济失调；进行肌张力、肌力、反射运动能力检查等。

4. **皮肤、毛发和气味检查**　有无毛发枯黄、咖啡色斑、皮肤脱色斑；有无尿味、霉味等。

三、辅助检查

1. **生化检查、内分泌学检查和遗传代谢性疾病检查**　如肝肾功能、电解质、血糖、肌酶、氨基酸、有机酸代谢等，排除已知的代谢性疾病如苯丙酮尿症、枫糖尿病等。

2. **染色体检查及基因检测**　染色体检查有助于

发现先天遗传性疾病，如先天愚型、X 脆性染色体等。对于疑诊染色体异常而常规染色体核型检查未发现异常的 DD/ID 儿童应进行基因检测。

3. 神经影像学及电生理检查 头颅 MRI 有助于发现脑结构的异常，如中枢神经系统发育畸形、脑积水、白质脑病等；对于疑诊癫痫的儿童应进行脑电图检查。

▌四、神经心理测量

1. 婴幼儿发育测验 常用婴幼儿发育量表测查发育商（developmental quotient，DQ）以评估 0~4 岁儿童的发育水平。常用的婴幼儿发育量表有：盖塞尔（Gesell）婴幼儿发育量表、贝利（Bayley）婴幼儿发育量表。

2. 智力测验 韦氏智力量表是目前使用最广泛的智力测验工具，包括韦氏学龄前和学龄初期智力量表（适合 4~6.5 岁）、韦氏儿童智力量表（适合 6~16 岁）。

3. 社会适应能力评定 主要采用儿童适应行为评定量表和婴儿 - 初中学生社会生活能力量表。

4. 精神、行为评价 根据不同情况选择评价方法和工具，如 Achenbach 儿童行为量表、Conners 父母问卷、孤独症儿童行为检查量表、克氏行为量表等。

▌五、诊断标准

智力障碍的诊断标准基于三个共同特征，即智力水平、适应性行为和发生的生理年龄。包括：① IQ

< 70，低于人群均值 2 个标准差（不包括边缘智力）；②社会适应行为存在缺陷，低于社会所要求的标准；③智力低下和社会适应行为缺陷起病于 18 岁内（发育年龄内）。

5 岁以下儿童神经、运动系统发育尚不成熟，所观察到的行为主要还是一些动作发育及初级的智力活动，除非有明显的发育异常，一般难以作出智力障碍的诊断。因此，对这一阶段的儿童，可根据发育诊断量表和社会生活能力测试先做临床估计，待随访观察到 6 岁以后再作出最后诊断。常用婴幼儿发育量表测查发育商（developmental quotient，DQ）以评估 0 ~ 4 岁儿童的发育水平。

盖塞尔婴幼儿发育量表在国际上应用普遍，其中应物能区 DQ ≤ 75，应怀疑有智力发育迟缓。DSM-V 中对 5 岁以下儿童总体发育延迟的诊断标准如下：在儿童早期，即 5 岁以下儿童，其临床严重程度水平不能可靠地做出评估时即诊断为发育迟缓，两个及两个以上能区存在发育落后诊断为全面发育迟缓。这类儿童因年龄太小不能进行标准化测试，需要在一段时间后行再评估。

发育迟缓 / 智力障碍的诊断流程，见图 2-3-1。

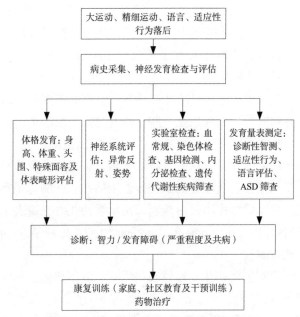

图 2-3-1　发育迟缓／智力障碍的诊断流程

六、治疗原则

1. **病因治疗**　对确诊病因的 ID/DD 患儿，如甲状腺功能减退症、苯丙酮尿症等内分泌或遗传代谢性疾病，应尽早采用激素替代或特殊饮食疗法，对改善预后非常关键。

2. **对症治疗**　针对合并存在的其他精神症状或躯体疾病，应予以相应的治疗。如对合并癫痫者要用抗癫痫治疗。

3. **教育康复和训练**　学龄前 ID/DD 儿童的大脑尚处于发育的关键期，早期康复训练对智力改善有关键性的作用。学龄期轻度或部分中度 ID/DD 儿童应尽早接受特殊教育，无条件进行特殊教育的儿童应到普通学校学习。中、重度智力障碍 ID/DD 儿童应在康复机构接受以基本生活能力训练为主的特殊教育。但所有的特殊训练与康复都应是在专业的团队中进行。

▍七、专科转诊指征

ID/DD 常在婴儿早期表现出来，可能的早期表现包括：

1. 超过 4 月龄还未出现微笑，不注意别人说话，伴有运动发育落后。

2. 视觉功能发育不良，超过 3 月龄还不注视周围，常被误诊为盲。

3. 超过 2 月龄对声音缺乏反应，常被误诊为耳聋。

4. 吞咽和咀嚼能力差，以致喂养困难，当给固体食物时，出现吞咽障碍并可引起呕吐。

5. 6 个月后，注视手的动作持续存在。

6. 1 岁后扶走时双腿呈剪刀样步态（也常是脑性瘫痪的表现）。

7. 用口的动作持续存在，有时到 1 岁半后还常将积木等玩具放进口中。

8. 1 岁半后还常乱扔东西，没兴趣玩玩具。

9. 1 岁半后还淌口水。

10. 在清醒时，精神发育迟滞的患儿可见磨牙动作。

11. 需反复或持续刺激才能引起啼哭，有时哭声无力；经常发喉音，哭声尖锐或呈尖叫；哭声无正常的音调变化。

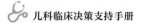

12. 缺乏兴趣及精神不集中是两个很重要的特点。缺乏兴趣表现在对周围事物无兴趣，对玩具的兴趣也很短暂，反应迟钝。

13. 在婴儿期常表现为多睡和无目的的多动。

如发现上述情况，需要咨询小儿神经专科、发育专科，定期进行智能评估检查。

（任　芳　李廷玉）

参考文献

1. 刘湘云，陈荣华，赵正言.儿童保健学.4版.南京：江苏科学技术出版社,2011.

2. 黎海芪.实用儿童保健学.北京：人民卫生出版社,2016.

3. 金星明，静进.发育与行为儿科学.北京：人民卫生出版社,2014.

第三章

☑ 新生儿疾病

第一节　新生儿黄疸

几乎所有新生儿都会发生新生儿黄疸，其血清或血浆总胆红素水平超过成人正常值上限 17.1μmol/L（1mg/dl）。新生儿黄疸既可以出现在新生儿的正常发育过程中，也可以是某些疾病的症状，其中以新生儿未结合胆红素升高最常见。关于新生儿高未结合胆红素血症需清楚以下定义：

1. 在胎龄 ≥ 35 周的婴儿中，新生儿高胆红素血症定义为总胆红素大于 Bhutani 小时列线图的第 95百分位值（图 3-1-1）。

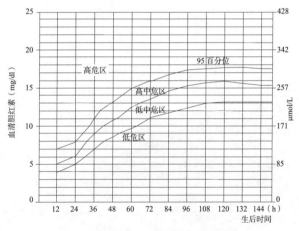

图 3-1-1　新生儿小时胆红素列线图

2. 新生儿重度高胆红素血症定义为总胆红素大于 428μmol/L（25mg/dl），其与胆红素诱导的神经功能障碍（bilirubin-induced neurologic dysfunction，

BIND）的风险增加有关。胆红素穿过血脑屏障并与脑组织结合时即发生 BIND。

3. 急性胆红素脑病用于描述 BIND 的急性表现。

4. 胆红素脑病用于描述 BIND 的慢性和永久性后遗症。

一、病史线索

1. **母孕史和家族史**　母亲妊娠史（胎次，有无流产、死胎和输血史，妊娠并发症，产前有无感染和羊膜早破史）；分娩过程（分娩方式，有无难产史，是否用过催产素、镇静剂或麻醉剂、葡萄糖等）；父母血型；同胞兄妹有无黄疸史或家族史。

2. **新生儿一般情况**　是否为早产儿、低体重儿或糖尿病母亲的婴儿，喂养方式，新生儿食欲，是否有呕吐，粪便排出情况，尿和粪便颜色，体重增加情况。

3. **黄疸情况**

（1）出现时间

1）生后 24 小时内出现者，应先考虑新生儿血型不合溶血病，其次为先天性感染。

2）生后 2~3 天出现者多为生理性黄疸；与生理性黄疸重叠出现，至生理性黄疸消退期黄疸仍重者，可能为新生儿肝炎、母乳性黄疸、败血症或某些先天遗传代谢病等。

（2）发展速度：新生儿溶血病发展速度最快，其次是败血症，新生儿肝炎、胆道闭锁发展较慢而持久，可呈进行性加重。

（3）伴随症状

1）伴有发热，提示感染或溶血性疾病。

2）伴有呕吐，需排除消化道畸形。

3）大便色浅或灰白，提示新生儿肝炎、胆道闭锁、胆汁淤积及某些遗传代谢病。

4）胎粪排出延迟、便秘者可因肠肝循环增加而加重黄疸。

5）出现抽搐等神经系统症状提示急性胆红素脑病或颅内感染等疾病。

▌二、体格检查

1. **黄疸** 应在光线充足的环境或在日光荧光灯下进行黄疸的检查。指压皮肤可减少局部皮肤血流灌注，有助于发现黄疸。首先，观察黄疸色泽，如色泽鲜艳并有光泽，橘黄或金黄色，偶可稍显苍白，应考虑高未结合胆红素血症所致的黄疸；若黄疸色泽呈灰黄色或黄绿色，则为高结合胆红素血症的特点。其次，肉眼观察黄疸分布情况，可粗略估计血胆红素水平（表 3-1-1），但对皮肤较黑的新生儿肉眼观察黄疸可能不可靠，而严重贫血的新生儿可表现为皮肤蜡黄，不可误认为黄疸。

表 3-1-1　皮肤黄疸部位估计血胆红素值

黄疸部位	血清胆红素范围 μmol/L（mg/dl）
头颈部	73.5 ~ 135.1（4.3 ~ 7.9）
躯干上半部	92.3 ~ 208.6（5.4 ~ 12.2）
躯干下半部及大腿	138.5 ~ 282.2（8.1 ~ 16.5）
上肢及膝盖以下	189.8 ~ 312.9（11.1 ~ 18.3）
手足心	> 256.6（15.0）

2. **肝大**　需考虑新生儿肝炎、胆道闭锁或溶血性疾病。

3. **神经系统症状**　重症黄疸患儿应警惕急性胆红素脑病。

三、辅助检查

1. **经皮胆红素、血液总胆红素和结合胆红素检测**　评估黄疸水平。

2. **血常规、网织红细胞、血型、溶血试验**　评估感染因素和溶血性疾病。

3. **肝功能、串联质谱、腹部超声、放射性核素肝扫描、腹部 CT、磁共振胰胆管造影**　判断有无新生儿肝炎、胆道闭锁、胆汁淤积及某些遗传代谢病。

4. **头颅磁共振及听、视功能电生理检查**　评估急性胆红素脑病患儿的相关功能受损情况。

四、诊断流程

新生儿黄疸的诊断流程，见图 3-1-2。

五、治疗原则

1. **新生儿高未结合胆红素血症**

（1）光疗：出生胎龄 35 周以上的晚期早产儿和足月儿可参照 2004 年美国儿科学会推荐的光疗参考标准（图 3-1-3），或将 TSB 超过 Bhutani 曲线 95 百分位数作为光疗干预标准。出生体重小于 2 500g 的早产儿光疗标准应放宽，可以参考表 3-1-2。

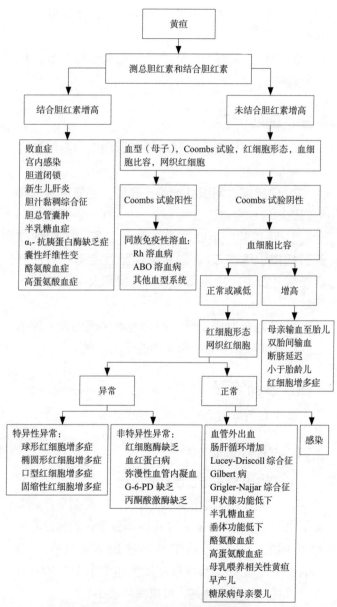

图 3-1-2　新生儿黄疸的诊断流程

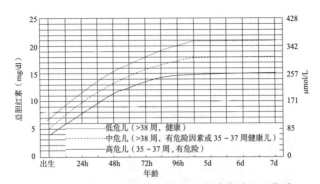

图 3-1-3　胎龄 35 周及以上新生儿黄疸光疗干预指南

（2）换血疗法指征：出生胎龄 ≥ 35 周以上的晚期早产儿和足月儿可参照 2004 年美国儿科学会推荐的换血参考标准（图 3-1-4），出生体重 < 2 500g 的早产儿换血标准可参考表 3-1-2；严重溶血，出生时脐血胆红素 > 76μmol/L（4.5mg/dl），血红蛋白 < 110g/L，伴有水肿、肝脾大和心力衰竭；已有急性胆红素脑病的临床表现者无论胆红素水平是否达到换血标准，或 TSB 在准备换血期间已明显下降。

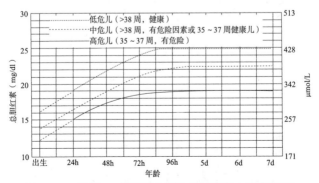

图 3-1-4　胎龄 35 周及以上新生儿黄疸换血干预指南

表 3-1-2　出生体重 < 2 500g 的早产儿生后不同时间光疗和换血血清总胆红素参考标准（mg/dl）

出生体重（g）	<24h		24～<48h		48～<72h		72～<96h		96～<120h		≥120h	
	光疗	换血	光疗	换血	光疗	换血	光疗	换血	光疗	换血	光疗	换血
<1 000	4	8	5	10	6	12	7	12	8	15	8	15
1 000～1 249	5	10	6	12	7	15	9	15	10	18	10	18
1 250～1 999	6	10	7	12	9	15	10	15	12	18	12	18
2 000～2 229	7	12	8	15	10	18	12	20	13	20	14	20
2 300～2 499	9	12	12	18	14	20	16	22	17	23	18	23

（3）静脉注射丙种球蛋白（IVIG）：可用于确诊新生儿溶血病者，0.5～1.0g/kg 于 2～4 小时内静脉持续输注，必要时可 12 小时后重复使用1剂。

（4）白蛋白：血清胆红素水平接近换血值且白蛋白水平 < 25g/L 的新生儿，可补充白蛋白 1g/kg。

（5）母乳喂养相关的黄疸

1）母乳喂养性黄疸：主要包括帮助母亲建立成功的母乳喂养，确保新生儿摄入足量母乳，必要时补充配方乳。已经达到干预标准的新生儿需按照上述干预标准及时的干预。

2）母乳性黄疸：当 TSB < 257μmol/L（15mg/dl）时不需要停母乳；> 257μmol/L（15mg/dl）时可暂停母乳 3 天，改人工喂养；TSB > 342μmol/L（20mg/dl）时则加用光疗。

2. 新生儿高结合胆红素血症 定义为当总胆红素小于86μmol/L（5mg/dl）时，结合胆红素浓度大于17μmol/L（1mg/dl）；或者当总胆红素大于86μmol/L（5mg/dl）时，结合胆红素超过 TB 的 20%。升高者建议专科就诊。

六、专科转诊指征

1. 新生儿高未结合胆红素血症并符合换血指征。
2. 新生儿高结合胆红素血症。
3. 治疗后黄疸未见好转并有加重或反复。

（许　敏　张拥军）

参考文献

1. American Academy of Pediatrics Clinical Practice Guideline Subcommittee On Hyperbi-lirubinemia.Management of hyperbilirubinemia in the newborn infant 35 or more weeks of gestation. Pediatrics, 2004, 114(1):297-316.

2. 邵肖梅, 叶鸿瑁, 丘小汕. 实用新生儿学. 5 版. 北京：人民卫生出版社, 2019.

3. 秦玉明, 贲晓明. 儿科症状鉴别诊断学. 北京：科技文献出版社, 2009.

4. 中华医学会儿科学分会新生儿学组,《中华儿科杂志》编辑委员会. 新生儿高胆红素血症诊断和治疗专家共识. 中华儿科杂志, 2014, 52(10):745-748.

第二节 新生儿呼吸困难

呼吸困难是新生儿的常见症状之一，是指新生儿的呼吸频率、节律、强弱、深浅度改变，吸气与呼气比例失调，出现呼吸急促、费力、点头、张口呼吸以及由呼吸肌动作引起的三凹征（胸骨上窝、剑突下窝和肋间隙的吸气性凹陷）、鼻翼扇动等。新生儿呼吸困难可由多种原因引起（表 3-2-1），临床表现为程度不同的低氧血症、代谢性和/或呼吸性酸中毒，如不及时处理，可危及生命。

表 3-2-1　新生儿呼吸困难病因分析

常见原因	不常见原因
湿肺	肺出血
新生儿呼吸窘迫综合征	胸腔积液(乳糜液)
肺炎	神经肌肉障碍(强直性肌营养不良)
胎粪吸入综合征	代谢性酸中毒(继发于先天性遗传代谢病)
气胸	先天性疾病或手术相关
原发或继发性肺动脉高压	膈疝
心力衰竭(先天性心脏病所致)	气管食管瘘
缺氧缺血性脑病	鼻后孔闭锁
奶汁或血吸入	先天性囊腺瘤样畸形
	肺气肿
	肺隔离症

续表

常见原因	不常见原因
	肺发育不全
罕见原因	
	表面活性蛋白缺陷综合征
	肺泡毛细血管发育不良

▌一、病史线索

1. 母妊娠史　母孕早期是否有感染、接受射线、化学试剂，孕母疾病及用药史，是否有产前发热；是否有孕母子宫畸形，脐带、胎盘、羊水情况，是否有胎膜早破；分娩方式，产程，有无急产或难产史。

2. 出生史　胎龄，出生体重，有无多胎、宫内窘迫，Apgar 评分。

3. 呼吸困难出现的时间

（1）生后 1 周内出现呼吸困难

1）肺内疾病：新生儿呼吸窘迫综合征、羊水/胎粪吸入综合征、气漏症、肺发育不全、宫内肺炎、湿肺、自发性气胸、纵隔气肿、持续性肺动脉高压、肺出血、乳汁吸入、肺出血等。

2）肺外疾病：先天性心脏病、先天性鼻后孔闭锁、膈疝、先天性气管支气管狭窄、喉蹼、先天性会厌囊肿、食管气管瘘、母用大剂量镇静剂或硫酸镁、颅内病变、低血糖、低血钙、代谢性酸中毒、严重贫血等。

（2）生后 1 周后出现呼吸困难：肺炎、乳汁吸入、支气管肺发育不良、膈肌麻痹、脓胸、败血症、化脓性脑膜炎等。

4. 呼吸困难伴随症状 注意询问呼吸困难时伴随的症状，有助于寻找呼吸困难的病因。

（1）新生儿出生时皮肤指甲、脐带黄绿色或黄色，应考虑胎粪吸入综合征的可能。

（2）生后伴随持续性发绀，应考虑先天性心脏病、肺淋巴管扩张。

（3）新生儿哭后发绀减轻考虑肺不张、鼻后孔闭锁可能。

（4）鼻口流出棕色黏液物或带鲜血应考虑肺出血。

（5）伴惊厥、脑性尖叫、囟门饱满，考虑颅内出血或脑膜炎的可能。

（6）伴水肿，应考虑先天性肾病、严重贫血。

（7）伴黄疸，见于败血症、胆红素脑病。

（8）伴发热，多见于感染。

（9）生后口、鼻腔泡沫状分泌物增多注意食管闭锁，进奶后出现呼吸困难并伴咳呛或发绀者见于气管食管瘘、食管闭锁或吸入性肺炎。

（10）喂奶时出现呼吸困难伴发绀、喘鸣，同时头易向后仰，应考虑血管环。

▌二、体格检查

1. 一般状况评估 如精神状态，有无发绀、吐沫、吞咽困难。

2. 呼吸

（1）呼吸频率

1）呼吸增快：新生儿呼吸频率大于 60 次 /min

称为新生儿呼吸增快，多由于呼吸系统疾病引起，也可能由于循环系统、神经系统疾病，以及发热、休克等引起。

2）呼吸减慢：新生儿呼吸频率小于 30 次 /min 称为呼吸减慢，往往是由于呼吸中枢受抑制所致，是病情危重的表现之一。

3）呼吸不规则：提示呼吸中枢受抑制。

4）呼吸暂停：常见于早产儿，其他常见因素还包括缺氧缺血性脑病、高胆红素血症、低血糖、低血钙、代谢性酸中毒及严重肺部疾患导致的低氧血症等。

（2）吸气性凹陷和呼气性呻吟

1）吸气性凹陷或伴鼻翼扇动是吸气性呼吸困难的表现，见于上呼吸道梗阻如喉炎、喉或气管狭窄。

2）呼气性呻吟及呼气延长见于小气道梗阻和肺扩张不均匀，如新生儿呼吸窘迫综合征、病毒性肺炎、喘息性支气管炎、吸入性肺炎。

（3）喘鸣

1）高调吸气喉喘鸣：提示喉部疾病。

2）呼气性喉喘鸣：多见于喘息性支气管炎。

3）吸气及呼气均伴有低音调喘鸣：提示气管受压。

3. **其他**

（1）心脏有无扩大，心尖冲动的位置，心音及心脏杂音等：评估是否存在循环系统疾病引起的呼吸困难。

（2）有无贫血和红细胞增多症，有无皮肤胎粪黄染：从皮肤颜色查找呼吸困难病因。

（3）有无意识改变、惊厥，前囟是否紧张饱满，神经反射是否正常，有无呼吸节律的改变：评估是否存在神经系统疾病引起的呼吸困难。

■ 三、辅助检查

1. **血气分析、血常规、电解质、血糖及病原学检查** 分析呼吸困难的病因及严重程度。

2. **胸部 X 线、CT、B 超、支气管镜及肺组织活检** 评估肺部病变。

3. **食管气管造影检查** 明确是否存在气管食管瘘。

4. **头颅 CT、MRI 检查** 查找是否存在中枢性疾病。

5. **心脏彩超、CT、心血管造影及心电图检查** 查找是否存在循环系统疾病。

6. **尿常规、肝肾功能及血胆固醇检查** 评估肾脏疾病。

7. **血乳酸、血氨、串联质谱及基因检测** 评估遗传代谢性疾病。

■ 四、诊断流程

新生儿呼吸困难的诊断流程，见图 3-2-1。

■ 五、治疗原则

1. **病因治疗** 应先查明引起呼吸困难的原因，进行病因治疗。

2. **对症治疗** 密切监护患儿的心率、呼吸、血压、体温、血气的变化，保持正常通气、换气功能，

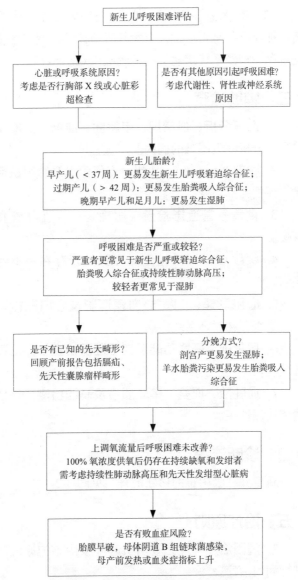

图 3-2-1　新生儿呼吸困难的诊断流程

必要时给予辅助通气治疗。配合进行全身治疗，纠正各种代谢紊乱。

▌六、专科转诊指征

1. 严重呼吸困难需要辅助通气。

2. 发绀且氧疗不改善、休克或有先天性心脏病。

3. 先天畸形需要立刻外科手术治疗。

4. 伴随严重感染、神经行为异常、频繁惊厥、严重黄疸需要换血、急性贫血等。

（许 敏 张拥军）

参考文献

1. 邵肖梅，叶鸿瑁，丘小汕. 实用新生儿学 .5 版 . 北京 : 人民卫生出版社 , 2019.

2. MARTIN OE, SARAH JK, SAILESH K. Respiratory Distress of the Term Newborn Infant. Paediatric Respiratory Reviews, 2013, 14: 29-37.

3. 秦玉明，贾晓明. 儿科症状鉴别诊断学 . 北京 : 科技文献出版社 , 2009.

第三节　新生儿呕吐

　　新生儿呕吐是新生儿期的常见现象，原因较多，若未能得到正确及时的处理，将会造成严重后果。新生儿呕吐病因分为生理性与病理性。生理性呕吐主要是指溢乳，不影响生长发育，常于生后 6 个月左右消失。新生儿病理性呕吐主要是由于消化道梗阻或功能紊乱引起，长期反复呕吐可导致内环境紊乱，影响生长发育。应结合新生儿时期的年龄特点，尽早明确新生儿呕吐的病因，给予正确治疗。

一、病史线索

1. 呕吐物性质

　　（1）原奶液：食管或胃病变。

　　（2）胆汁样呕吐：肠梗阻，警惕肠闭锁或肠扭转。

　　（3）血性或咖啡色呕吐：食管静脉曲张、剧烈呕吐导致食管贲门黏膜撕裂综合征、消化道溃疡、咽下综合征、新生儿出血症、新生儿坏死性小肠结肠炎等。

2. 呕吐时间

　　（1）生后 24 小时内：咽下综合征。

　　（2）生后 1 周内：幽门痉挛、肠道闭锁等先天性消化道畸形。

　　（3）生后 3 周后：先天性幽门肥厚性狭窄。

　　（4）晚期新生儿呕吐：感染性疾病或中枢神经系统病变等。

3. 呕吐方式

（1）喷射性呕吐：颅内压增高、先天性幽门肥厚性狭窄、幽门痉挛。

（2）周期性呕吐：遗传代谢病可能性大。

（3）泡沫状唾液外溢：食管闭锁。

（4）喂养后回奶，竖抱减轻：贲门松弛。

（5）喂养后呕吐频繁：消化道梗阻、肛门闭锁。

4. 伴随症状

（1）腹泻：胃肠炎。

（2）便血：肠套叠（新生儿少见）、新生儿小肠结肠炎。

（3）便秘或腹胀：胎粪性便秘、肠闭锁、先天性巨结肠、肛门闭锁。

（4）前囟饱满或精神症状：中枢系统疾病。

（5）营养不良：遗传代谢病。

5. 其他

（1）喂养方式。

（2）母亲和新生儿服药史等。

二、体格检查

1. 一般情况　营养不良、脱水：先天性巨结肠等儿外科疾病居多，或遗传代谢病。

2. 腹部体检

（1）视诊

1）胃蠕动波：先天性幽门肥厚性狭窄。

2）肠型：肛门闭锁。

（2）触诊

1）全腹胀：先天性巨结肠、肛门闭锁等。

2）上腹胀，下腹不胀：肠闭锁、肠旋转不良等。

3）右上腹橄榄样肿块：先天性幽门肥厚性狭窄。

（3）听诊：肠鸣音亢进可能为肠闭锁、肠旋转不良、先天性巨结肠、肛门闭锁等消化道梗阻性疾病。

3. 直肠指检

（1）无粪便：肠闭锁、肠旋转不良。

（2）直肠空虚：先天性巨结肠。

（3）无肛门：肛门闭锁。

4. 神经系统体检

（1）意识改变、抽搐：颅内病变、遗传代谢性疾病。

（2）囟门饱满：脑积水、中枢感染。

三、辅助检查

1. 实验室检查

（1）全血细胞计数、尿常规及粪便常规：帮助明确胃肠道感染性疾病。

（2）电解质、葡萄糖及血气分析：了解呕吐的严重程度，是否引起内环境紊乱。

（3）血尿素氮：明确有无肾功能不全或肾衰。

（4）肝转氨酶：了解肝功能情况。

（5）血氨、血乳酸及血尿串联质谱：初步筛查遗传代谢性疾病。

2. 影像学检查

（1）腹部立位片：观察肠道气体分布，如新生儿坏死性小肠结肠炎可见肠壁积气、固定肠袢等，先天性肠旋转不良及环状胰腺可见"双泡征"。

（2）消化道造影：用于排除先天性消化道畸

形，如食管闭锁、先天性巨结肠。

（3）24小时胃食管 pH 动态监测：用于诊断胃食管反流。

（4）腹部超声：用于排除肠套叠、肠旋转不良等，对部分引起呕吐的胃肠道外疾病也有重要诊断价值。

（5）电子胃肠镜：用于明确消化道溃疡等疾病。

（6）头颅 CT 或 MRI：诊断颅内病变，如颅内出血、占位等。

▌四、诊断流程

新生儿呕吐的诊断流程，见图 3-3-1。

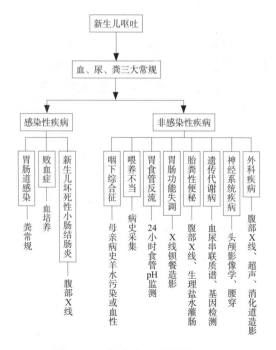

图 3-3-1　新生儿呕吐的诊断流程

五、治疗原则

1. 病因治疗 外科疾病应掌握合适的手术时机；内科疾病治疗包括抗感染、降颅压等。

2. 对症治疗 纠酸、补液、静脉营养支持，纠正电解质紊乱，纠正低血糖，稳定内环境；必要时禁食、胃肠减压。

3. 一般治疗 选择合适体位，改善喂养方式；正确使用促胃动力药，如红霉素。

六、专科转诊指征

1. 非特异性症状 长时间呕吐、重度嗜睡、明显的体重下降。

2. 胃肠道梗阻症状 胆汁样呕吐、喷射性呕吐、伴消化道出血、明显的腹部膨隆或压痛。

3. 提示神经系统或全身性疾病的体征 前囟饱满、意识改变、抽搐、局灶性神经系统异常、严重电解质紊乱。

（殷张华　张拥军）

参考文献

1. 秦玉明，贲晓明.儿科症状鉴别诊断学.北京：科学技术文献出版社，2009.

2. 陈树宝.儿科手册.5版.上海：上海科学技术出版社，2006.

3. 邵肖梅，叶鸿瑁，丘小汕.实用新生儿学.5版.北京：人民卫生出版社，2019.

第四章

☑ 呼吸系统

第一节　喘息

　　喘息是儿童期常见的呼吸道症状之一，是一种高调呼气相声音，通常伴随着呼气相延长。一般只能通过听诊器闻及，严重时不借助听诊器也可闻及。2009年美国的一项流行病学数据显示，3岁以下儿童，约有三分之一发生过至少一次急性喘息。

　　喘息在儿童具有很大的异质性，故需要根据不同的表现形式，仔细分析其内在的机制。无论发作年龄、诱发原因、发作频率及是否有过敏背景，引起反复发作性喘息最常见的原因是支气管哮喘。此外，还需注意异物吸入、支气管肺发育不良、胃食管反流、心血管系统疾病等。

一、病史线索

　　当患儿以喘息为主诉就诊时，首先要区分家长所描述的"喘息"的实质，因为家长可能将鼻塞声、鼾声、喘鸣音、痰鸣音等伴有杂音的呼吸音均用"喘息"表述，也有可能将呼吸频率增快或呼吸困难形容为"喘息"。因此，医生必须详细询问任何可导致气道阻塞、受压和/或呼吸窘迫的各种症状；初次喘息发作时患儿的年龄、发病特点、伴随症状、个人及家族过敏或哮喘史、家族遗传病史、既往药物疗效等也是问诊的重点。

1. 首次急性发作

　　（1）疑似或明确有异物吸入史，曾有剧烈呛咳、一过性窒息样表现后的急性喘息，经过正规雾化治疗效果不佳等，提示气道异物可能性大。

（2）伴有发热、咳嗽、气促、发绀、胸闷、胸痛等症状，结合年龄进一步判断是否为毛细支气管炎、支气管炎、肺炎等呼吸道感染性疾病，也需要注意有无心脏系统疾病的可能。

（3）有个人过敏史和/或家族过敏史，本次发作前曾接触相关过敏原或存在呼吸道感染、运动、冷空气刺激诱发等因素，应考虑支气管哮喘首次发作可能。

2. 反复间歇性发作

（1）除咳嗽、喘息反复发作外，存在个人和/或家族过敏史，既往有喘息发作，抗哮喘治疗效果好，应考虑支气管哮喘。支气管哮喘是儿童期反复喘息发作最常见的疾病。

（2）应警惕气道异物可能：①反复同一部位的肺部感染及间歇性喘息发作，抗哮喘治疗效果差，甚至加重病情者，即使未提供异物吸入史，仍应考虑气道异物的可能；②哮喘患儿也存在异物吸入的可能，不是每次喘息发作都是哮喘的急性发作。

（3）喘息前有明确的重症肺部感染病史，特别是重症病毒性肺炎或重症支原体肺炎者，应考虑闭塞性细支气管炎的可能。

（4）反复喘息、咳嗽与进食、体位有关者，结合年龄应考虑气管食管瘘或胃食管反流等疾病的可能。

3. 快速/迁延进展性发作

（1）有发热、盗汗、乏力、贫血、进行性体重下降、进行性呼吸困难，接受支气管扩张药物治疗但疗效差，周围有肺结核患者，应考虑肿大淋巴结压迫、肿块气道内占位或气道外压迫，如肺结核、气管支气管内膜结核、气道内肿瘤、肺内或纵隔内肿瘤等。

（2）喘息同时伴慢性咳嗽、夜间打鼾、憋气、呼吸暂停等气道阻塞症状，应考虑腺样体肥大。

（3）逐渐加重的喘息、咳嗽，伴进行性胸闷、憋气、呼吸困难、反复呼吸道感染，以及胰腺外分泌腺不足导致的胃肠道症状，如大量脂肪便，应考虑囊性纤维化，但本病亚洲人极为罕见。

（4）除进行性喘息外，伴进行性加重的咳嗽、气促、发绀、呼吸困难等，应考虑肺间质性疾病导致的肺纤维化。

（5）任何导致心脏扩大压迫气道的心血管疾病，均可出现迁延性喘息；若伴有胸闷、气短、心悸、眩晕、乏力、喂养困难、生长发育迟缓等相关症状，应考虑心血管疾病，如先天性心脏病、心肌病等。

4. 生命早期出现的持续喘息

（1）出生不久后即出现进行性加重的喘息、气促、发绀、呼吸困难、喂养困难、呛咳、反复呼吸道感染等，应考虑先天性支气管肺发育异常，如先天性气道狭窄、气道软化等。

（2）早产儿伴呼吸窘迫综合征、生后有窒息抢救史、吸氧浓度高、机械通气时间长等情况，应考虑支气管肺发育不良。

（3）早期出现的逐渐加重的持续喘息且药物难以控制，应考虑是否存在先天性心血管发育异常，如肺动脉吊带、双主动脉弓等压迫气道导致气管软化。

■ 二、体格检查

1. **一般情况** 包括体重、身高、精神状态，有无口唇发绀及杵状指／趾、腺样体面容，经皮氧饱和度测定等。

2. **呼吸系统** 检查呼吸节律、频率，有无鼻翼扇动、三凹征，有无结构异常（如胸廓外形和脊柱畸形等），有无气管位置偏移，有无呼气相延长，哮鸣音的特征及位置（大气道、小气道或局部气道），有无呼吸音明显减低甚至消失。

3. **循环系统** 注意有无心界扩大、心脏杂音及心力衰竭的征象，有无奇脉。

4. **过敏性疾病证据** 检查有无湿疹、荨麻疹、鼻旁窦区压痛等。

■ 三、辅助检查

1. **血常规、CRP、PCT、病原学检查** 明确有无肺部感染。

2. **肺功能检查** 明确是否存在阻塞性、限制性或混合性通气功能障碍。

3. **过敏状态和气道炎症指标检测** 包括变应原皮肤点刺试验或血清变应原特异性 IgE，诱导痰嗜酸性粒细胞分类计数和呼出气一氧化氮水平，有助于支气管哮喘的明确诊断。

4. **胸部影像学检查** 胸部 X 线或 CT 检查可明确有无肺部先天性或继发性疾病。

5. **内镜检查** 根据症状选择纤维支气管镜、硬质支气管镜及鼻咽镜，明确有无气道发育异常、气管狭窄或软化、腺样体肥大、气道异物、气管支气管内膜结核等。

6. **24小时食管 pH 监测**　明确有无胃食管反流。

7. **皮肤汗液氯化物检测**　帮助确诊囊性纤维化。

8. **心脏多普勒超声、心血管造影、胸部增强 CT 及 MRI 等**　有助于明确心血管疾病。

▌四、诊断流程

喘息的诊断流程，见图 4-1-1。

▌五、治疗原则

1. **病因治疗。**

2. **对症治疗**　急性发作时，应迅速判断病因，积极平喘，解除梗阻，取出异物。

3. **合理使用抗生素。**

4. 必要时制订长期治疗方案。对间歇发作且排除异物吸入者，若诊断为哮喘，患儿需要长期控制，根据年龄分为 ≥ 6 岁儿童哮喘的长期治疗方案和 < 6 岁儿童哮喘的长期治疗方案。

5. 大多数喘息轻中度发作的儿童，在接受雾化和适当口服药后，可在门诊处理。对于主气道异物吸入、Ⅲ～Ⅳ度喉梗阻、重度哮喘急性发作及严重心肺疾病患儿，应及时解除气道梗阻，严密监测生命体征，必要时住院进一步治疗。

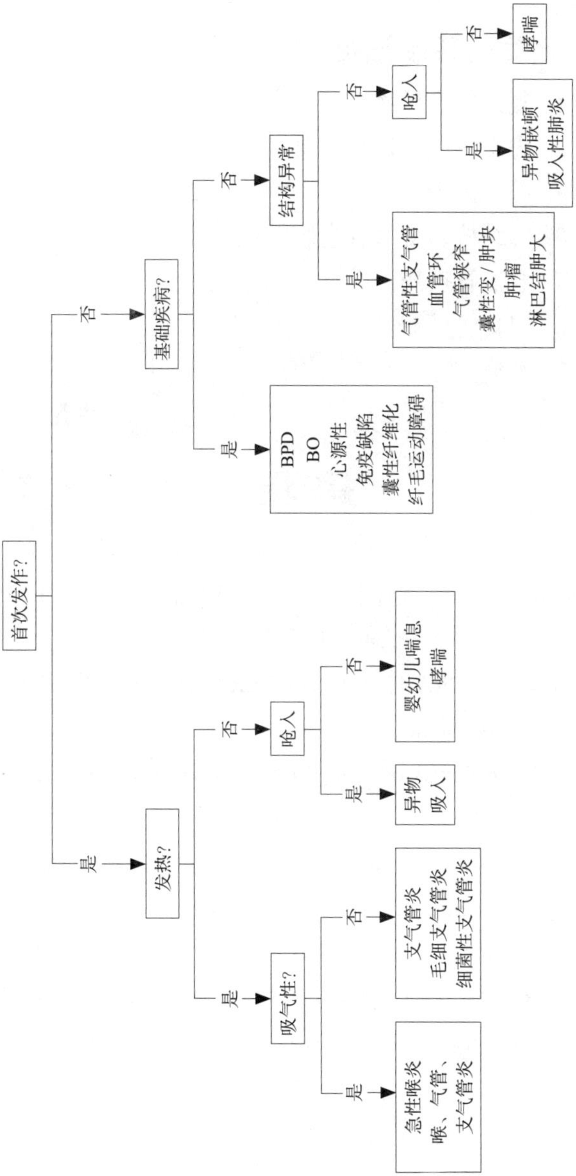

图 4-1-1 喘息的诊断流程

六、专科转诊指征

1. 复杂气道异物。
2. 先天性气道发育异常。
3. 腺样体肥大。
4. 肺结核、支气管内膜结核。
5. 心血管疾病。
6. 胃食管反流。
7. 肿瘤。

（申昆玲）

参考文献

1. 中华医学会儿科学分会呼吸学组，《中华儿科杂志》编辑委员会. 儿童支气管哮喘诊断与防治指南(2016年版). 中华儿科杂志, 2016, 54(3):167.

2. OKSEL C, GRANELL R, HAIDER S, et al. Distinguishing Wheezing Phenotypes from Infancy to Adolescence: A Pooled Analysis of Five Birth Cohorts. Ann Am Thorac Soc，2019.

3. BLOOMBERG GR. Recurrent wheezing illness in preschool-aged children: assessment and management in primary care practice. Postgrad Med，2009，121:48.

4. MARTINATI LC, BONER AL. Clinical diagnosis of wheezing in early childhood. Allergy，1995，50:701.

咳嗽是儿童呼吸系统常见的症状，也是一种重要的防御反射，可以防止吸入异物并增强清除气道中的分泌物和微粒的能力。同时，咳嗽也可能是肺部或肺外疾病的诊断线索。根据病程长短，儿童咳嗽分为急性咳嗽（病程在2周以内）、迁延性咳嗽（病程在2～4周）和慢性咳嗽（病程超过4周）三类。急性咳嗽最常见的病因包括感染性（如急性上呼吸道感染、急性支气管炎、喉炎、鼻窦炎、百日咳、支气管肺炎等）及非感染性（如过敏性鼻炎、支气管哮喘等）。而对于慢性咳嗽，儿童与成人的病因有所不同，包括特异性及非特异性咳嗽。特异性咳嗽是指咳嗽伴有明确的病因；非特异性咳嗽是指那些以咳嗽为主要或唯一表现，但胸部X线检查及其他辅助检查未见明显异常的慢性咳嗽。中华医学会儿科学分会呼吸学组慢性咳嗽协作组调查发现，引起中国儿童慢性咳嗽的前三位病因分别是咳嗽变异性哮喘、上气道咳嗽综合征和呼吸道感染后咳嗽。另外，儿童慢性咳嗽的病因中还需要注意迁延性细菌性支气管炎（protracted bacterial bronchitis，PBB）的可能。

一、病史线索

1. 发病年龄及发病情景

（1）对于婴幼儿，尤其是新生儿期，需考虑先天性呼吸道疾病，包括先天性畸形（如喉 - 气管 - 支气管软化或狭窄、先天性血管畸形压迫气道）、易诱发误吸的疾病（如先天性气管食管瘘、喉裂或神经系统疾病）等。婴幼儿期开始的慢性肺部感染，需注意免疫缺陷或基因的异常（如肺囊性纤维化或原发性纤毛运动障碍等）。

（2）1~3岁的婴幼儿在玩耍或进食时突然出现的咳嗽，需考虑气管内吸入异物的可能，应注意询问患儿有无窒息现象，查体时需要关注有无呼吸音降低、喘鸣等；咳嗽通常表现为阵发性剧烈呛咳，也可仅表现为慢性咳嗽伴阻塞性肺气肿或肺不张，如异物进入小支气管以下，可以无咳嗽，即所谓"沉默区"。

（3）重症肺炎可造成气道损伤，引起儿童慢性咳嗽；上呼吸道感染后也可出现精神性或习惯性咳嗽。

2. 咳嗽的性质

（1）犬吠样或金属样咳嗽提示气管或更近端的气道病变，如气管软化、喉气管支气管炎、气管支气管外源性压迫或异物吸入。

（2）以日间为主，夜间消失的"雁鸣样"高调咳嗽需考虑心源性咳嗽。

（3）慢性排痰性或湿性咳嗽提示感染性疾病，需要进一步评估以排除迁延性细菌性支气管炎、支气管扩张、肺囊性纤维化、免疫缺陷、先天性畸形及误吸等。

（4）急性或亚急性阵发性、痉挛性咳嗽伴有吸气时"鸡鸣"样回声，还需考虑百日咳或副百日咳感染，且这种特征性咳嗽可被上呼吸道疾病再次激发。

3. 时间和诱发因素

（1）支气管哮喘的咳嗽通常发生在暴露于特征性的哮喘诱发因素之后（运动、冷空气、大笑、哭闹或变应原暴露等诱发），且随之变化。

（2）鼻部疾病所致的咳嗽通常在季节更替及改变体位时最严重。

（3）支气管扩张引起的咳嗽通常在清晨最严重且排痰最多。

（4）吞咽时触发的咳嗽提示为误吸，可为原发性气道疾病或继发于气管食管瘘或喉部病变。

（5）进食后出现或在仰卧位加重且在夜间明显的咳嗽提示胃食管反流性咳嗽。

（6）心源性咳嗽以白天为主，专注于某件事情或夜间休息咳嗽消失，常伴有焦虑症状，通常在学校上课期间最严重并干扰学习。

4. 伴随症状

（1）咳嗽伴咯血应考虑支气管扩张、空洞型肺部疾病（肺结核或细菌性脓肿）、心力衰竭、肺含铁血黄素沉着症、肿瘤、异物、血管病变、凝血功能障碍性疾病等。

（2）咳嗽伴或不伴胰腺功能不全、反复呼吸道感染和/或生长迟滞，应怀疑为肺囊性纤维化。

（3）咳嗽伴有长期发热和/或生长迟滞、体重减轻，则应怀疑慢性感染或免疫缺陷。

（4）神经系统功能障碍或癫痫发作的儿童往往伴有慢性吸入性疾病。

5. 既往病史

（1）低体重儿和/或早产儿且有呼吸机应用史，

需注意支气管肺发育不良的可能。

（2）由于右肺中叶支气管较细长，与中间支气管相交成锐角，且引流不畅，故炎性分泌物容易堵塞支气管管腔，发生右肺中叶的感染与肺不张。某一肺叶或肺段反复发生肺炎，或肺炎经久不愈，也可能是由相应的气道阻塞或解剖异常（如隔离肺）引起。

（3）对于具有慢性咳嗽和累及多个肺叶的反复发作性肺炎病史的儿童，应考虑囊性纤维化、免疫缺陷、先天性呼吸道疾病和自身免疫性疾病等。

（4）研究表明，百日咳或腺病毒引发的严重感染与随后发生的支气管扩张、闭塞性细支气管炎及慢性肺部疾病有关。

6. 家族史

（1）特应性过敏背景或哮喘家族史可增加其后代的患病风险，并且在慢性咳嗽儿童中提示变态反应性疾病如过敏性鼻炎或哮喘的诊断。

（2）具有肺囊性纤维化、原发性纤毛运动障碍或免疫缺陷性疾病家族史则应怀疑该类型疾病。

（3）需注意密切接触者呼吸道感染性疾病的情况，有无出现长期咳嗽、体重减轻及盗汗等。某些情况下，应评估 HIV 母婴传播的可能性。

7. 社会家庭环境暴露　主动或被动暴露于烟草或其他化学刺激物的烟雾中可引起慢性咳嗽。室内潮湿的环境、室外空气污染也与慢性呼吸系统疾病有关。此外，需注意小动物接触史、居住位置及旅游史等。

8. 药物干预

（1）既往对抗组胺药治疗有效提示可能为鼻炎或上气道咳嗽综合征。

（2）对吸入性支气管扩张剂有效提示可能为咳嗽变异性哮喘或哮喘。

（3）某些药物如血管紧张素转换酶抑制剂、β肾上腺素受体阻断剂等，也有诱发慢性咳嗽的风险。

二、体格检查

需评估患儿生长发育情况，观察呼吸频率，胸廓有无畸形、三凹征；查体时注意腭扁桃体和／或腺样体有无肥大／肿大，咽后壁有无滤泡增生、有无分泌物黏附，肺部和心脏有无异常，有无发绀、杵状指，有无神经系统异常、畸形或其他遗传性疾病的证据等。

三、辅助检查

1. 各项常规及生化、感染指标及病原微生物学检查
明确有无肺部感染情况。

2. 影像学检查
可行胸部 X 线检查协助诊断，如不能明确则可进一步行胸部 CT（如怀疑间质性病变需要做高分辨 CT，怀疑心血管异常需要做增强 CT 检查。怀疑腺样体肥大／肿大的患儿可行头颈部侧位片检查，临床怀疑鼻窦炎的患儿可行鼻窦部影像学检查，但由于儿童鼻窦发育不完善，且在部分无症状患儿中影像学也可存在异常，故需要和耳鼻喉科医师沟通，避免可能的误判。

3. 肺功能检查
患儿可行肺通气功能检查，必

要时可行支气管舒张或激发试验以帮助鉴别。

4. 鼻咽喉镜检查 怀疑鼻炎、鼻窦炎、鼻息肉、腺样体肥大 / 肿大时可行鼻咽喉镜检查。

5. 纤维支气管镜检查 怀疑气道发育畸形、气道异物吸入时可行纤维支气管镜检查；在评估疑似气管软化、气管狭窄、气管食管瘘方面也有价值。诱导痰、支气管肺泡灌洗液细胞学检查和病原微生物分离培养可帮助明确呼吸道感染病原，疑似纤毛运动障碍者可行支气管、鼻腔刷检及黏膜活检。

6. 过敏试验 行血清总 IgE、特异性 IgE、皮肤点刺试验等，以了解患儿是否为特应性体质。

7. 24 小时食管下端 pH 监测 怀疑胃食管反流病时可行该检查。

▌四、诊断流程

1. 急性咳嗽的诊断流程（图 4-2-1）
2. 慢性咳嗽的诊断流程（图 4-2-2）

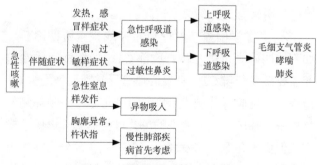

图 4-2-1　急性咳嗽的诊断流程

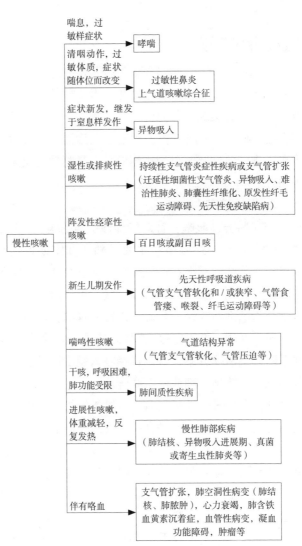

图 4-2-2　慢性咳嗽的诊断流程

五、治疗原则

1. 急性咳嗽　以上呼吸道感染为主的急性咳嗽以对症治疗为主，合理应用抗生素及支气管扩张剂；以下呼吸道感染为主的急性咳嗽可根据具体疾病特点（哮喘、肺炎等）按照相关指南原则诊治；以过敏为主要表现的急性咳嗽可用抗组胺药、鼻喷糖皮质激素等治疗。

2. 慢性咳嗽

（1）特异性咳嗽：针对特异性疾病的病因治疗。

（2）非特异性咳嗽：主要是随访和定期评估是否出现其他能提示潜在慢性疾病的症状和体征。常见病因治疗原则：①咳嗽变异性哮喘：可先给予 β 受体激动剂诊断性治疗，一旦确诊需按照哮喘长期治疗，疗程至少 8 周，并在呼吸科门诊定期随诊，评估病情并适时调整治疗方案；可以选择吸入糖皮质激素、口服白三烯受体拮抗剂或两者联合治疗。②上气道咳嗽综合征：考虑过敏性鼻炎时，可给予抗组胺药物、鼻喷糖皮质激素治疗，或联合鼻黏膜减充血剂、白三烯受体拮抗剂治疗；考虑鼻窦炎时，可给予抗生素（阿莫西林或阿奇霉素等）治疗，根据病情选择合理的抗生素疗程；辅以鼻腔灌洗、鼻黏膜减充血剂或祛痰药物治疗；考虑腺样体肥大时，可用鼻喷糖皮质激素联合白三烯受体拮抗剂或手术干预治疗。③呼吸道感染后咳嗽：常具有自限性，严重者可给予白三烯受体拮抗剂或吸入糖皮质激素治疗。

六、专科转诊指征

1. 复杂气道异物。
2. 气道发育畸形。
3. 腺样体肥大。
4. 肿瘤。
5. 肺结核、支气管内膜结核。
6. 心血管疾病。
7. 胃食管反流。
8. 心源性咳嗽。

（申昆玲）

参考文献

1. 中华医学会儿科学分会呼吸学组慢性咳嗽协作组,《中华儿科杂志》编辑委员会. 中国儿童慢性咳嗽诊断与治疗指南 (2013 年修订). 中华儿科杂志 , 2014, 52(3): 184-188.

2. CHANG AB, OPPENHEIMER JJ, WEINBERGER MM, et al. CHEST Expert Cough Panel.Management of Children With Chronic Wet Cough and Protracted Bacterial Bronchitis: CHEST Guideline and Expert Panel Report.Chest, 2017,151(4):884-890.

3. SHIELDS MD, BUSH A, EVERARD ML, et al. Recommendations for the assessment and management of cough in children. Thorax, 2007, 63(3): 1-15.

第三节　胸痛

胸痛并非儿科临床常见症状，但却是容易危及生命的征象。胸痛主要由胸部疾病所致，少数也可由其他疾病引起。胸痛的程度因个体痛阈的差异而不同，也与疾病病情轻重程度不完全一致。造成胸痛的原因复杂多样，特别是对于年长儿童，详尽的病史及体格检查通常可以确定病因，并识别需要紧急干预及可以通过安慰和继续随访来处理的患儿，部分患儿需要进一步实验室检查。

一、病史线索

1. 疼痛的部位和放射

（1）胸壁疾病的疼痛常固定于病变局部且有压痛。

（2）胸膜炎的疼痛常在胸廓的下部或前部，在胸廓活动明显时加重。

（3）膈肌病变引起的疼痛常在肋缘或斜方肌处有放射痛。

（4）心脏疾患引起的胸痛常在心前区或胸骨后方，可放射到左肩或腹部。

（5）腹部疾病引起的胸痛多位于下胸部。

2. 胸痛的时间和诱因

（1）胸膜炎疼痛通常在深吸气及咳嗽时，因脏层与壁层胸膜摩擦而加重，屏气停止呼吸运动则减轻。

（2）食管病变的胸痛常在吞咽时出现或加重。

（3）心绞痛常在用力或精神兴奋时诱发。

（4）胸壁疾病引起的疼痛局部常有压痛。

3. 疼痛的性质　因病而异，如肌痛呈酸痛，骨痛为锥痛或酸痛，心绞痛常有窒息感，肋间神经痛为刺痛或刀割样、烧灼样痛，白血病引起的胸痛常为胸骨压痛。

4. 伴随症状

（1）发热：特别是伴有呼吸过速或咳嗽时，可能提示呼吸道感染。发热也见于心包炎、心肌炎或川崎病。

（2）呼吸困难：肺栓塞患儿可发生呼吸困难、低氧血症、烦躁、咳嗽及出汗。心肌炎患儿可有呼吸困难和乏力。

（3）呕吐或反流、吞咽痛或进食后胃灼热感常提示消化道疾病，如胃食管反流和食管炎。

（4）大多数心源性胸痛患儿会有反复的躯体不适，包括头痛、腹痛或肢体疼痛。约 1/3 的患儿有严重睡眠障碍。

（5）过度通气引起的胸痛常伴有头晕目眩或感觉异常。劳力性晕厥或心悸提示潜在的心脏疾病。

5. 家族史

（1）有一级亲属（如父母或兄弟姐妹）在 50 岁之前出现肥厚型心肌病或猝死。

（2）马方综合征、Loeys-Dietz 综合征、Ⅳ 型埃勒斯 - 当洛斯综合征或特纳综合征能诱发主动脉根部夹层。

（3）遗传性高凝状态，如凝血因子 Ⅴ 莱顿突变、蛋白 C 或蛋白 S 缺乏及其他情况。

■二、体格检查

儿童和青少年的胸痛在体格检查时往往没有急性呼吸窘迫，或者只有轻微不适。对于胸痛急性发作并表现出呼吸窘迫或血流动力学不稳定的患儿，应立即按儿科高级生命支持的原则处理。治疗应与评估同时进行。应对所有患儿进行全面的体格检查。

（一）重要的生命体征改变

1. 发热　见于心脏或肺部疾病，如心包炎、心肌炎和肺炎，也见于风湿性疾病。

2. 年龄相对的心动过速　见于几种常见且危及生命的儿科胸痛病因，需要评估患儿的心律和心功能。

3. 年龄相对的呼吸过速　见于多种疾病，但要考虑哮喘、肺炎、自发性气胸、肺栓塞、心源性肺循环淤血及过度换气综合征。

4. 高血压　常见于主动脉夹层。

5. 低血压　见于严重心源性、肺源性和感染性胸痛。

6. 脉压变小或奇脉（相差 > 10mmHg）　见于大量心包积液伴心包填塞。

（二）重点检查胸部、肺部和心脏

1. 胸壁

（1）胸壁畸形：如漏斗胸或鸡胸，但很少引起胸痛。

（2）呼吸不对称：见于气胸。

（3）浅快呼吸但氧合正常：见于过度通气。

（4）胸壁压痛提示肌肉骨骼性胸痛，一般见于肋软骨炎。有时可见与创伤有关的瘀伤。即使胸壁未见明显瘀斑，也可能有严重的潜在胸部损伤。体格检查还应包括触诊肋软骨联合、胸大肌群止点（检查者用手指和拇指抓住肌头）、乳房下区和胸部其他疼痛区域。在肋软骨炎患儿中，肋软骨联合的受累通常不对称，左侧好发。

2. 肺

（1）呼吸系统病因的体征可能包括呼吸过速及呼吸窘迫。对呼吸窘迫患儿需要尽快评估气道和呼吸并给予吸氧。对于体征提示即将发生呼吸衰竭的患儿，应先管理气道，必要时给予呼吸支持，然后进行全面评估。

（2）除肺部病变外，呼吸过速伴或不伴喘息也可能是心力衰竭的重要体征，见于心肌炎、扩张型心肌病或其他心源性胸痛。

（3）如果肺部患区的呼吸音减弱，应怀疑气胸。

（4）啰音或管状呼吸音提示肺炎。

（5）可在哮喘患儿中闻及哮鸣音。

（6）纵隔积气或食管破裂可能引起皮下气肿，触诊锁骨上区或颈部可有捻发感或握雪感。

（7）检查时可能存在与心源性胸痛有关的通气过度。患儿表现为轻浅呼吸，肺部听诊和氧合正常。若患儿当时没有过度通气，应告知患儿过度呼吸有可能再次引发胸痛，但可能需要长达 20 分钟的过度通气才能再现症状。如果是冠脉痉挛导致的不典型心绞痛，过度通气持续 6 分钟经常可以再现症状。

三、辅助检查

1. **影像学检查** 对于疑似心脏或肺部疾病或食管异物的儿童，包括有以下表现的，需接受检查：呼吸窘迫、胸膜炎性胸痛、病理性心脏杂音或心音、肺部啰音、窒息史或有人看见其摄入异物。

2. **心电图检查** 如果根据病史或体格检查怀疑有心脏病，且不能确定为非心脏病因时，如肋软骨炎、肺炎、胃食管反流、药物性食管炎或食管异物，应进行心电图检查。对于脉率快或心悸的患儿，心电图可以确定心律失常的类型。如果是间歇性心律失常且初始心电图正常，则需转诊给小儿心脏科医生行动态心电图监测或心电事件监测记录。

3. **超声心动图检查** 以下患儿需行超声心动图检查：有劳力性胸痛或劳力性晕厥史；胸痛伴发热（ > 38.5℃ ）；胸痛放射到背部、下颌、左臂或左肩，或者仰卧时加重；既往有先天性心脏病、心脏移植、川崎病或增加心脏风险的疾病（如恶性肿瘤、胶原血管病、高凝状态、制动）。

4. **肌钙蛋白检测** 怀疑心肌梗死或心肌缺血时，检测肌钙蛋白可以帮助诊断。肌钙蛋白是非常敏感的生物标志物，可以帮助检测心肌细胞损伤，但对于急性冠脉综合征临床可能性低的患者，包括大多数儿童和青少年，根据肌钙蛋白检测结果而将 MI "纳入考虑"是有局限性的。儿童肌钙蛋白升高的原因往往是心肌炎。

四、诊断流程

胸痛的诊断流程，见图 4-3-1。

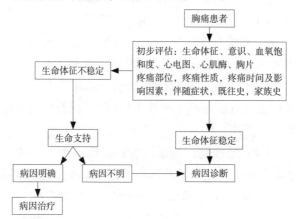

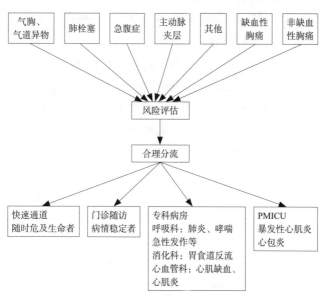

图 4-3-1　胸痛的诊断流程

五、治疗原则

1. 病情危重、情况不稳定的处理

（1）气道异物导致梗阻：紧急保护气道。

（2）张力性气胸：先行胸腔穿刺引流术或胸腔闭式引流术，然后处理基础病因（如肺大疱）。

（3）严重的哮喘持续状态：迅速给予吸氧，吸入性支气管扩张剂（如沙丁胺醇），以及全身性皮质类固醇治疗。

（4）肺栓塞：抗凝治疗；对栓子大或血流动力学紊乱的患儿给予溶栓药物（如组织纤溶酶原激活剂或尿激酶）；对溶栓治疗失败的患儿行取栓术。

（5）心肌缺血或心肌梗死：如持续性胸痛与心肌梗死相符，应快速给予抗凝、疼痛控制、硝酸甘油，如无禁忌可给予 β 受体阻滞剂，并根据患儿的风险大小决定是否行心导管术。

（6）快速性心律失常：应予以积极处理。

（7）心力衰竭伴心源性休克：对于心力衰竭患儿，如扩张型心肌病或心肌炎患儿，治疗措施取决于休克的严重程度和心力衰竭程度。

2. 急性胸痛

大多数以非创伤性胸痛为主诉的患儿在初始评估时情况稳定。如果病史或体格检查发现可疑心脏病因的特征，则需要进行心电图检查。如果体格检查或心电图结果提示严重心脏病因，应请小儿心脏科医生会诊，并处理基础异常。如果体格检查和心电图均正常但对病史不放心，应在 1～2 周内由小儿心脏科医生随访。对呼吸窘迫、胸膜炎性胸痛、有异常心脏杂音或异常心音或疑似有异物的患儿，胸片检查很有帮助。胸膜炎性或固定位置性胸痛提示肺炎、肺栓塞、自发性气胸、心包炎及镰状细胞病患者的急性胸部综合征。对于这些患儿，应视基础病因及时采取干预措施。

（1）肺炎：根据需要吸氧、气管插管和／或机械通气；根据需要给予血流动力学支持；视肺炎类型（社区获得性、医院内或吸入性肺炎）给予抗生素。

（2）肺栓塞：采用诊断性检查和影像学检查做出诊断并确定栓塞的范围。给予抗凝治疗；对栓子大或血流动力学紊乱的患儿给予溶栓药物（如，组织纤溶酶原激活剂或尿激酶）；对溶栓治疗失败的患儿行取栓术。

（3）自发性气胸：先行胸腔穿刺引流术或胸腔闭式引流术，然后处理基础病因（如肺大疱）。

（4）心包炎：尽快行超声心动图来确定有无心包积液及积液量，对心包填塞的患儿行心包穿刺，处理基础病因。

（5）急性胸部综合征：给予呼吸支持维持氧合；控制疼痛；支气管扩张剂缓解喘息；广谱抗生素；输血，视严重程度采取单纯输血或换血。

■ 六、专科转诊指征

1. 主动脉根部夹层。
2. 肺栓塞。
3. 反复自发性气胸或持续性大量气瘘。
4. 镰状细胞病并发急性胸部综合征。
5. 肺动脉高压。

6. 食管炎、胃炎和 / 或运动障碍（如弥漫性食管痉挛或失弛缓症）。

（申昆玲）

参考文献

1. NEUMAR RW , SHUSTER M , CALLAWAY CW , et al. Part 1: Executive Summary: 2015 American Heart Association Guidelines Update for Cardiopulmonary Resuscitation and Emergency Cardiovascular Care. Circulation, 2015, 132(18):315.

2. FRIEDMAN KG , ALEXANDER ME . Chest Pain and Syncope in Children: A Practical Approach to the Diagnosis of Cardiac Disease. The Journal of Pediatrics, 2013, 163(3):896-901.

3. DANDURAN MJ , EARING MG , SHERIDAN DC , et al. Chest Pain: Characteristics of Children/Adolescents. Pediatric Cardiology, 2008, 29(4):775-781.

4. STEVEN M . Approach to the Child with Chest Pain. Pediatric Clinics of North America, 2010, 57(6):1221-1234.

5. COLLINS SA , GRIKSAITIS MJ , LEGG JP . 15-minute consultation: a structured approach to the assessment of chest pain in a child. Archives of Disease in Childhood Education & Practice Edition, 2014, 99(4):122-126.

第五章

☑ 心血管系统

第一节　心律失常

由于部分儿童无明显临床症状或年龄过小无法表述，儿童心律失常具体发生率尚不清楚。心律失常的病因多样，如果不合并器质性心脏病，多数预后良好；如合并心肌炎、心肌病或结构性心脏病，需仔细评估和治疗，有时不经意的疏忽可危及生命。儿童心律失常常见因素有缺氧、缺血、感染、电解质紊乱、酸中毒或合并有结构性心脏病。查找病因至关重要，是制订治疗方案和判断预后的关键。首次就诊无明显症状，常在临床体检或因其他疾病就诊时发现，多数为期前收缩，预后良好；部分房性心动过速、室上速、室性心动过速或房室传导阻滞患儿可有心悸、胸痛或晕厥等表现，需查找病因，去除病因后部分心律失常可得到控制。儿童心律失常按发作时心率的快慢分为快速性心律失常和缓慢性心律失常。

一、病史线索

1. **心悸**　多见年长儿的自诉，提示可能存在心律失常。

2. **胸痛**　在心律失常儿童中并不多见，但对查找病因有一定帮助。

3. **晕厥**　如果是心源性晕厥，往往提示有恶性心律失常，如室性心动过速或房室传导阻滞。

4. **家族史**　有猝死家族史是发现遗传性离子通道性心脏病的重要线索，如 Brugada 综合征、儿茶酚胺敏感性室性心动过速（CPVT）和致心律失常性右心室发育不良（ARVD），需积极干预。

二、体格检查

心脏检查主要包括视诊、触诊（心尖冲动、抬举样搏动、震颤）及心脏听诊。心脏听诊至关重要，包括：心率：快或慢；心律：是否规整，心律不齐是否和呼吸有关；心音：强弱，第一、第二心音变化；杂音：提示是否存在结构性心脏病；心包摩擦音等。

1. 对心率和心律的描述要尽可能详细，应包括：

（1）心律、心率和呼吸的关系：窦性心律不齐患儿吸气时心率增快，呼气时减慢，当屏住呼吸后，心律则规整。

（2）规律或间歇的不规则：提前出现的早搏，之后有一个长间歇。

（3）心动过速或心动过缓：超过或低于相应年龄儿童的心率范围（表 5-1-1）。

表 5-1-1　各年龄组小儿心率

年龄	第 2 百分位	均值	第 98 百分位
1 天	94	122	155
7 ~ 30 天	95	150	182
1 ~ 3 个月	120	150	180
3 ~ 6 个月	105	142	185
6 ~ 12 个月	108	132	168
1 ~ 3 岁	90	110	138
3 ~ 5 岁	73	110	138
5 ~ 8 岁	65	100	133

续表

年龄	第2百分位	均值	第98百分位
8～12岁	62	90	130
12～16岁	62	85	120

三、辅助检查

主要包括心电图、动态心电图、心脏超声、运动实验、心脏电生理检查，以及最近在临床逐渐应用的心律失常事件记录仪。

（一）心电图

心电图是最简单、方便、快捷的诊断心律失常的方法。

1. 快速性心律失常

（1）窦性心律不齐：PP间期不固定，相差 > 0.12秒；P波形态为窦性 P 波；常和呼吸相关，吸气时增快，呼气时减慢，屏气后心律可规则。

（2）房性早搏：提前出现的 P 波，形态和窦性 P 波不同；P′R 间期正常或稍延长；代偿间期多不完全。

（3）室性早搏：提前出现宽大畸形 QRS 波，其前无 P 波；继发性 ST-T 改变；代偿间期完全。

（4）房性心动过速：P 波与窦性不同；心率多在150～200次/min；P′R 多延长；有时出现房室传导阻滞，发作时可表现为逐渐增快或减慢现象。

（5）心房扑动：窦性 P 波消失，出现"锯齿样"F 波；心房率多 > 300次/min，房室可呈 2：1～4：1 不等传导；QRS 波多正常。

（6）阵发性室上性心动过速：具有突发突止的特点；QRS 波为窦性；心率多在180～250次/min

波动；P波为逆行倒P，常和QRS波融合；多见于
预激综合征患儿，少数合并结构性心脏病。

（7）室性心动过速：QRS波宽大畸形；心室率
在150～250次/min；T波与QRS主波相反；P与
QRS无固定关系；心房率＜心室率；偶见室性融合
波或心室夺获。

（8）心室扑动和心室颤动

1）心室扑动：快速而规则的室性异位心律，但
不能辨认QRS波及ST段和T波；频率为150～250
次/min。

2）心室颤动：QRS波群与T波完全消失，代之
以形态大小不等、频率不规则的颤动波，频率为
150～500次/min。

2. 缓慢性心律失常

（1）病态窦房结综合征：临床表现为窦性心动
过缓，窦性停搏，心动过缓-心动过速交替出现，称
为慢-快综合征。

（2）房室传导阻滞：根据P波后能否下传心室
分为Ⅰ-AVB、Ⅱ-AVB和Ⅲ-AVB。临床上导致心
律不齐的主要是Ⅱ-AVB和Ⅲ-AVB。

1）Ⅱ-AVB：PR逐渐延长，间歇一个QRS波
脱落（文氏）；PR间期固定，间歇一个QRS波脱落
（莫氏）。

2）Ⅲ-AVB：PP间期固定，RR间期固定，PR
无任何关系。

（二）动态心电图

可24小时连续记录心率变化，对评估心律失常
的严重程度、判断预后、治疗方案选择有指导作用，

家长需记录监测时患儿症状出现的时间，以便和记录的数据对照分析。获取和分析的内容包括：

1. **最小、平均和最大心率** 注意最大和最小心率出现的时间及节律性质；平均心率是反映心脏 24 小时的平均做功，对心功能评估有参考价值。

2. **心率中的最长间歇** 如果长间歇 > 3 秒，可导致阿 - 斯综合征发作。

3. **室性早搏和房性早搏出现的次数** 观察出现频率和时间的关系，分析是否和自主神经功能状态有关，对药物选择和运动建议有帮助；如白天或运动时增多，治疗可首选 β 受体拮抗剂，并建议减少运动或行射频消融治疗。

4. **SVT 出现的次数、SVT 最长时的持续时间、SVT 最快时的心率** 选择治疗方案。

5. **VT 出现的次数、VT 最长时的持续时间、VT 最快时的心率** 选择治疗方案。

（三）心脏超声

1. **检查是否合并结构性心脏病** 合并结构性心脏病的患儿治疗和预后明显不同，尤其是 Ⅲ -AVB 患儿，合并结构性心脏病者治疗方案与未合并者明显不同；一些室性早搏或室性心动过速是由于心肌病或心脏肿瘤所致，心脏超声可鉴别。

2. **判断心脏大小和功能** 心动过缓患儿长期可造成左心室扩大或心功能不全，需定期随访；心肌炎患儿是否存在心功能不全，对抗心律失常药物选择有参考价值。

（四）运动试验

1. **评估窦房结功能** 评估窦房结在运动状态下

的反应能力，观察是否存在功能不全（生理性应激无法适应性提高心率）。

2. 评估房室结功能 存在房室传导阻滞的患儿，运动后传导改善，心室率能随运动增加是一个良性征象，否则需要评估是否需要安装起搏器。

3. 评估预激综合征患儿猝死风险 对于显性预激，运动后 delta 波消失，表明旁道不应期长，猝死风险小；如果 delta 波持续存在，并且预激成分逐渐增多，需行心内电生理检查，防止猝死。

4. 评估室性早搏和室性心动过速的风险 运动时室性早搏消失，多为良性，且无须限制患儿运动；如运动时室性早搏、室性心动过速增多或持续，伴有胸闷、头晕等症状，则需进一步评估如行心内电生理检查，以确定其风险和制订相应治疗方案。

（五）心脏电生理检查

心脏电生理检查是将标测电极放入心脏，通过程序刺激观察心脏反应，是一种侵入性的检查手段。对反复晕厥且怀疑为心源性但其他手段无法证实者，或对心律失常患儿进行风险评估，可以行心脏电生理检查。术中诱发室上速或室性心动过速者，可直接行射频消融治疗。

（六）心脏事件记录仪

心脏事件记录仪为埋藏式，埋在靠近心脏的肋间，可持续使用 30～60 天，对于间歇性晕厥、胸痛且怀疑为潜在心律失常的患儿可作为诊断方法。

▋四、诊断流程

心律失常的诊治流程，图 5-1-1。

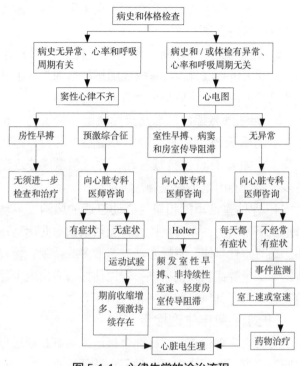

图 5-1-1　心律失常的诊治流程

五、治疗原则

1. **窦性心律不齐和孤立性房性早搏**　无须干预治疗。

2. **室性早搏**　多数无须治疗，预后良好。合并器质性心脏病以治疗原发病为主，可辅以药物如酒石酸美托洛尔片（0.5～1mg/kg，每12小时一次口服），普罗帕酮（5～7mg/kg，每8小时一次口服），如果有明显症状且药物控制不理想，可行射频消融治疗。

3. **阵发性室上性心动过速**　发作时可给予物理刺激（压舌板刺激、冰水敷面、压迫颈动脉窦），药物可选择：腺苷（0.1～0.3mg/kg，弹丸式推注）、酒石酸美托洛尔片、普罗帕酮（1mg/kg 静推）、维拉帕米（0.1mg/kg 静推，小于 1 岁者禁用）；反复发作，药物治疗不理想，可行电复律或射频消融治疗。

4. 室性心动过速 如血流动力不稳定，可同步电复律（0.5～1J/kg）；血流动力学稳定者且心功能正常者可给予酒石酸美托洛尔片、普罗帕酮或维拉帕米等药物，有心功能不全者，只能选择胺碘酮 [5% 葡萄糖 + 胺碘酮 5mg/kg，30～60 分钟内饱和，然后以 10mg/（kg·d）速度维持 24 小时]。

5. 心房扑动 无血栓形成者，首先电复律；药物可选择普罗帕酮、地高辛、酒石酸美托洛尔片或胺碘酮、索他洛尔等。

6. 心室扑动和心室颤动 直流非同步电复律（1～2J/kg），持续抢救参照 PALS。

7. 病态窦房结综合征 必要时选择安装永久起搏器。

8. 房室传导阻滞 去除病因，符合起搏器安装指征者可安装永久起搏器。

▌六、专科转诊指征

1. 如初始评估不能做出诊断，但患儿有症状和 / 或心电图检查显示存在明显异常时，需要转诊至儿童心脏专科医师处。

2. 心律失常治疗不理想，需进一步行相关检查和评估，如动态心电图监测、事件记录、运动试验、超声心动图和电生理检查，需转诊心脏专科医师处。

3. 在药物治疗过程中，出现症状加重或新的症

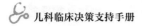

状者，如晕厥等，需转诊至儿童心脏专科医师处进行评估和治疗。

4. 反复心动过速、药物治疗不理想，需行起搏器安装或射频消融治疗者，需转诊到心脏专科医院。

5. 如为遗传性离子通道性心脏病或心律失常合并器质性心脏病需长期随访者，需到心脏专科医院进行随访。

（赵鹏军　孙　锟）

参考文献

1. ILINA MV, KEPRON CA, TAYLOR GP, et al. Undiagnosed heart disease leading to sudden unexpected death in childhood: a retrospective study. Pediatrics，2011，128:513.

2. RODDAY AM, TRIEDMAN JK, ALEXANDER ME, et al. Electrocardiogram screening for disorders that cause sudden cardiac death in asymptomatic children: a meta-analysis. Pediatrics，2012，129:999.

3. SALERNO JC, KERTESZ NJ, FRIEDMAN RA. Clinical course of atrial ectopic tachycardia is age-dependent: results and treatment in children < 3 or > or =3 years of age. J Am Coll Cardiol，2004，43:438.

4. GEGGEL RL，FLYER DC. History, growth, nutrition, physical examination, and routine laboratory studies. In: Nadas' Pediatric Cardiology, 2nd ed, Keane JF, Lock JE, Flyer DC (Eds), Saunders Elsevier, Philadelphia，2006.

第二节　心悸与胸痛

非创伤性胸痛和心悸是儿童及青少年的常见症状，也是儿童心脏科门诊的常见疾病。尽管大多数病例是良性的，但该症状可导致缺课、活动受限并引起患儿及其父母的焦虑，因此也是儿童心脏科医师的关注点。小儿胸痛危及生命的病因只有 1%～6%，主要包括心脏疾病、肺栓塞、肺动脉高压，以及镰状细胞病患儿中的急性胸部综合征等。部分病例可通过询问病史及体格检查来确定病因，识别是否需要紧急干预，少数需进一步的实验室检查来确诊。通常若无疾病相关症状或无与心脏或呼吸系统相关的阳性体征，大多预后良好。

一、病因

1. 有生命危险的病因（占 1%～6%）

（1）心脏原因：肥厚型心肌病、扩张型心肌病；主动脉瓣狭窄、主动脉弓缩窄；主动脉瘤或离断；冠状动脉异常（川崎病、冠脉起源异常）；服用兴奋药物后变异性心绞痛（可卡因、苯丙胺、浴盐、大麻、大麻酚类）；典型心绞痛（高脂血症或糖尿病所致的动脉粥样硬化）；心包炎、心肌炎；乏氏窦瘤破裂。

（2）气道异物。

（3）自发性气胸。

（4）肺栓塞。

（5）肺高压。

（6）镰状细胞相关性胸痛。

（7）肿瘤（胸壁、肺或纵隔）。

（8）非创伤性的食管破裂（布尔哈弗综合征）。

（9）脊柱压迫（肿瘤、脊椎压缩、硬脑膜外脓肿）。

2. 非危险情况（占 94%～99%）

（1）骨骼肌肉病变：肌肉拉伤；肋软骨炎；滑动性肋骨综合征；纤维肌痛；漏斗胸或鸡胸。

（2）精神性：焦虑；与过度通气有关/无关的疼痛异常；抑郁；臆想症；躯体症状。

（3）呼吸道疾病：肺炎（可危及生命）；哮喘（可危及生命）；慢性咳嗽导致肌肉牵拉伤，严重者甚至肋骨骨折；自发性纵隔积气。

（4）消化道疾病：胃食管反流；药物性食管炎；食管异物；食管痉挛 - 失迟缓症；胃炎；消化性溃疡；肠道激惹病；胆囊炎；胰腺炎。

（5）乳房疾病

1）男性青少年：乳腺发育。

2）女性青少年：怀孕、乳房发育、乳腺炎、乳房纤维囊性病。

3. 其他情况 Tietze 综合征（结节状软骨病或肋软骨交界处综合征）、胸肌痛、带状疱疹。

二、病史线索

大部分非创伤性胸痛和心悸患儿就诊时情况良好。详细询问病史对于识别儿童心悸和胸痛的严重潜在病因极为重要，同时要关注个人史和家族史。

1. 下列症状表明病情严重

（1）典型心绞痛：胸骨后压榨性疼痛，向下放射至左臂或向上放射至下颌，伴呕吐、出汗、神志改变或呼吸困难。

（2）剧烈撕裂样疼痛，常放射至背部，提示主动脉夹层。

（3）胸膜炎性胸痛伴呼吸困难，提示肺炎、气胸、肺栓塞或镰状细胞病患者的急性胸部综合征。

（4）劳力性胸痛或因呼吸急促或疲劳而运动不耐受，为心肌氧供减少所致，见于心肌缺血、冠脉异常和心肌病。

（5）胸骨后锐痛，躺下时加重，有时放射到左肩，常伴有发热，提示心包炎。

（6）使用可卡因、苯丙胺类、人工合成的大麻类物质、大麻或其他血管活性药物（如止咳药和感冒药）所诱发的疼痛，提示变异型心绞痛。

（7）劳力性晕厥或头晕，提示冠脉异常、左心室流出道梗阻、心肌病。

（8）发热和心力衰竭症状，如劳力性呼吸困难、端坐呼吸或婴儿喂养时呼吸急促，提示心肌炎。

2. 个人史

（1）先天性或后天性心脏病、川崎病或镰状细胞贫血。

（2）风湿性疾病、恶性肿瘤、近期心脏手术、纵隔放疗、肾衰竭或感染（如结核和 HIV）的患儿，需考虑心包炎。

（3）长期卧床、制动、脑积水的脑室-心房分流术、留置中心静脉导管、实体瘤、高凝状态和肥胖的患儿，需考虑肺栓塞。

（4）马方综合征、Loeys-Dietz综合征、Ⅳ型埃勒斯-当洛斯综合征或特纳综合征的患儿，需考虑主动脉夹层。

3. 家族史

（1）有一级亲属（父母或兄弟姐妹）在50岁之前出现肥厚型心肌病或猝死。

（2）马方综合征、Loeys-Dietz综合征、Ⅳ型埃勒斯-当洛斯综合征或特纳综合征，因可诱发主动脉根部夹层。

（3）遗传性高凝状态，如凝血因子Ⅴ莱顿突变、蛋白C或蛋白S缺乏及其他情况。

▌三、临床症状

1. **发作时间和持续进程**　慢性胸痛多无严重基础病因，常为肌肉骨骼性、心源性或特发性的胸痛。急性疼痛更可能由躯体疾病引起。如肺部疾病（如哮喘、气胸）或血管事件（如主动脉夹层、急性肺栓塞）引起的胸痛通常突然发作。

2. **性质**　胸骨中段的锐痛，无放射痛，多在休息时发作，持续数秒到数分钟，深吸气时疼痛可能加剧，多考虑肋骨炎。心肌缺血多为压榨性绞痛，有放射痛；咳嗽或深吸气时加重，伴有呼吸道症状，考虑胸膜炎。

3. **部位**　胸部局部的疼痛可能源于胸壁或胸膜而非内脏；缺血性疼痛较弥漫性。一些疼痛常伴有放射痛，如心肌缺血的疼痛可放射至颈部、喉部、下颌、牙齿、上肢或肩部；急性胆囊炎，可表现为右肩疼痛（右上腹或上腹疼痛更加典型）；主动脉夹层放射到肩胛间区；心包炎可以放射至左肩。

4. 诱因

（1）深呼吸可加重肌肉骨骼性胸痛。

（2）随吞咽加重的疼痛可能为食管源性；进食时出现不适可能提示上消化道疾病。有窒息史或摄入异物病史的学龄前儿童，应评估有无食管异物。

（3）劳力性胸部不适多为心脏或呼吸系统方面的原因。

（4）吸气相加重考虑胸膜炎性胸痛。

（5）仰卧时加重而坐位时减轻的胸痛提示心包炎。

（6）冠脉异常相关的胸痛一般发生于劳累后。

5. 伴随症状

（1）发热伴呼吸急促或咳嗽时，提示呼吸道感染，也见于心包炎、心肌炎或川崎病。

（2）呼吸困难提示肺部疾病，如气道、肺实质或肺血管的病变；也可能是心脏病；肺栓塞还可伴发呼吸困难、低氧血症、忧虑、咳嗽及出汗。

（3）呕吐或反流、吞咽痛或进食后的胃灼热提示消化道疾病，如胃食管反流和食管炎。

（4）心源性胸痛患儿常有反复躯体不适，如头痛、腹痛或肢体疼痛，约1/3的患儿有严重睡眠障碍。

（5）过度通气引起的胸痛常伴有头晕目眩或感觉异常。

（6）劳力性晕厥或心悸提示潜在的心脏疾病。

四、体格检查

儿童和青少年的心悸和胸痛在体格检查时往往没有急性呼吸窘迫，或者只有轻微不适。对于胸痛急性发作并表现出呼吸窘迫或血流动力学不稳定的患儿，应立即按儿科高级生命支持（pediatric advanced life support，PALS）的原则处理。对于心悸、胸痛的患儿，临床医生应重点检查胸部、肺部和心脏。

1. **胸壁** 胸壁畸形，如漏斗胸或鸡胸，但这种畸形很少引起胸痛；呼吸不对称，见于气胸；浅快呼吸但氧合正常，见于过度通气；乳房不对称，见于男性乳房发育；胸壁压痛提示肌肉骨骼性胸痛，多见于肋软骨炎，需询问有无外伤史。部分可见瘀斑，即使胸壁未见明显瘀斑，也可能有严重的潜在胸部损伤。

2. **肺** 包括呼吸急促、呼吸窘迫。对呼吸窘迫患儿需尽快评估气道和呼吸并给予吸氧。对于即将发生呼吸衰竭的患儿，应先管理气道，然后进行全面评估；呼吸急促伴或不伴喘息也可能是心力衰竭的重要体征，见于心肌炎、扩张型心肌病或其他心源性胸痛病因；呼吸音减弱，应怀疑气胸；啰音或管状呼吸音提示肺炎，哮鸣音则提示哮喘；纵隔积气或食管破裂可引起皮下气肿，触诊锁骨上区或颈部可有捻发感。

3. **心脏** 听诊发现心音异常（如心脏杂音、奔马律、心音低钝或心包摩擦音）或是脉搏/血压异常，提示心源性胸痛，如果胸痛伴有任何新的心脏杂音或异常心音，应进一步评估，并请小儿心脏科会诊。常见心脏疾病包括心肌炎、心肌病、心包炎、心律失常等。

4. **腹部** 上腹部异常多见食管炎、胃炎、十二指肠溃疡、胰腺炎、食管异物等。

5. **皮疹、关节** 可见于系统性红斑狼疮、幼儿类风湿关节炎等。

6. **神经系统** 少数情况是由累及一条或多条肋神经的神经系统疾病引起。如带状疱疹后神经痛；脊髓压迫症可能由肿瘤、脊椎塌陷或硬膜外脓肿所致，也是神经根性胸痛的一个罕见病因。

7. **精神性** 多达 30% 的胸痛是精神性的，多见于 12 岁以上儿童。疼痛反映了由应激事件触发的精神障碍，可能是惊恐障碍、焦虑、抑郁或疑病症，以及心脏性恐惧症、癌症性恐惧症或其他恐惧症的一个主诉症状。

8. **乳房** 疼痛可能是男性乳房发育的主诉症状；女性疼痛性乳房疾病包括乳腺炎、纤维囊性病、乳房初发育或妊娠相关的压痛。

五、辅助检查

1. **床旁超声检查** 可以快速确诊气胸和心包积液，可以指导对病情不稳定患儿的紧急干预，如胸腔闭式引流或心包穿刺。

2. **心电图检查** 根据病史或体格检查怀疑有心脏病，且不能确定为非心脏病因时，如肋软骨炎、肺炎、胃食管反流、药物性食管炎或食管异物等，应进行心电图检查，可提示是否存在心肌缺血或心律失常。

3. **动态心电图检查** 如果是间歇性心律失常且初始心电图正常，则需转诊至小儿心脏科行动态心电图监测或心电事件监测记录。

4. **胸片检查** 疑似心脏、肺部疾病或食管异物的儿童，需行胸片检查。

5. **超声心动图检查** 有下列表现患儿需行超声心动图检查：有劳力性胸痛或劳力性晕厥史；伴发热（＞38.5℃）；有放射性痛；既往有先天性心脏病、心脏移植、川崎病；家族史阳性；心脏检查时发现新的杂音、奔马律、心包摩擦音等；心电图进行性ST-T改变者。

6. **运动试验** 对于一些劳力性胸痛者，如心电图、心脏超声、动态心电图或心肌酶检查均正常者，可建议行运动试验，观察其运动耐量，以及是否存在心肌缺血。

7. **血清学检查** 怀疑心肌梗死或心肌缺血时，检测肌钙蛋白可以帮助诊断，肌钙蛋白是非常敏感的生物标志物，可以帮助检测心肌细胞损伤。

六、诊断流程

心悸与胸痛的诊断流程，见图 5-2-1。

七、治疗原则

1. 病情严重且生命体征不稳定者，需转诊到具有治疗相关疾病能力的专科医院。

2. 门诊多达 99% 的儿童和青少年非创伤性胸痛的病因是良性的，最常见的是肌肉骨骼性胸痛，病情平稳者可以根据基础病因，建议专科随访。

3. 特发性胸痛可持续存在或复发，但很少有严重基础疾病。临床医生应避免对病史和体格检查正常

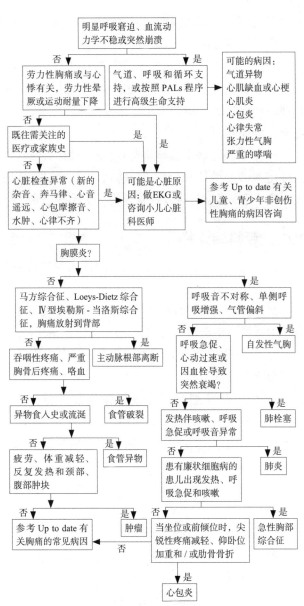

图 5-2-1 心悸与胸痛的诊断流程

的患者进行大量辅助检查。但这些患儿应接受定期随访，直到疼痛缓解。

4. 对于体格检查异常或相关症状（如劳力性晕厥、心悸、呼吸困难、发热或劳力性胸痛）提示基础肺部疾病或心脏疾病的患儿，需行诊断性检查，如心电图、胸片或超声心动图检查。

5. 如果根据病史或体格检查怀疑心脏病，并且不能确定为非心源性病因时，如肋软骨炎、肺炎、胃食管反流、药物性食管炎或食管异物，应行心电图检查。

▌八、专科转诊指征

1. 对于反复自发性气胸或持续性大量气瘘的患儿，需要请小儿外科会诊。

2. 对于主动脉根部夹层患儿，需请小儿心脏科或心胸外科医生会诊。

3. 对于肺栓塞患儿，邀请相关专家进行抗血栓治疗和处理静脉血栓。

4. 对于镰状细胞病并发急性胸部综合征的患儿，需请小儿血液科医生会诊和治疗。

5. 对于肺高压患儿，需请小儿心脏科医生和小儿呼吸科医生进行多学科会诊。

（赵鹏军　孙　锟）

参考文献

1. FRIEDMAN KG, ALEXANDER ME. Chest pain and syncope in children: a practical approach to the diagnosis of cardiac disease. J Pediatr, 2013, 163:896.

2. COLLINS SA, GRIKSAITIS MJ, LEGG JP. 15-minute consultation: a structured approach to the assessment of chest pain in a child. Arch Dis Child Educ Pract Ed, 2014, 99:122.

3. KANE DA, FULTON DR, SALEEB S, et al. Needles in hay: chest pain as the presenting symptom in children with serious underlying cardiac pathology. Congenit Heart Dis, 2010, 5:366.

4. DANDURAN MJ, EARING MG, SHERIDAN DC, et al. Chest pain: characteristics of children/ adolescents. Pediatr Cardiol, 2008, 29:775.

5. PANTELL RH, GOODMAN BW . Adolescent chest pain: a prospective study. Pediatrics, 1983, 71:881.

第三节　心脏杂音

心脏杂音在婴儿和儿童中很常见，门诊转诊至心脏科就诊的最常见原因就是评估心脏杂音。由于在一定时间内可出现生理性杂音，因此有心脏杂音并非意味有心脏病，其相关性在婴儿中最强，随年龄增长在儿童期和青春期这种关联性逐渐减弱。一项研究纳入了222例转诊至小儿心脏科医师处评估心脏杂音的儿科患者（年龄2日至18岁，中位年龄1.9岁），约1/3的患者有心脏病。因此，能够区分杂音性质及心脏病相关杂音特点对诊断和治疗很有帮助。

一、病史线索

1. 产前检查　很多女性在妊娠期都会行胎儿超声心动图检查，能够发现多种形式的胎儿发绀型或非发绀型先天性心脏病。

2. 妊娠史　孕产妇的某些躯体疾病可导致胎儿发生先天性心脏病。

3. 家族史　如果父母或兄弟姐妹中有人患先天性结构性心脏缺陷，则患先天性心脏病的风险升高。

4. 个人史

（1）新生儿期，出生后6小时以内出现的杂音通常提示瓣膜异常，关闭不全（三尖瓣或二尖瓣）或狭窄（主动脉瓣或肺动脉瓣）。

（2）出生6小时之后发现的杂音更可能代表分流性病变，如房间隔缺损（ASD）、室间隔缺损（VSD）或动脉导管未闭（PDA）或外周肺动脉狭窄，因为这些杂音随肺血管阻力的下降而变得更加明显。

（3）1岁以上儿童中发现的杂音通常是生理性杂音，也可能是半月瓣狭窄、房室瓣关闭不全或房间隔缺损产生的杂音。

（4）小婴儿的不适表现，如生长发育迟缓、食欲缺乏、吃奶多汗。

（5）年长儿表现为运动耐量下降、胸痛、晕厥或反复呼吸道感染等，也可间接反映心脏功能。

▎二、体格检查

体格检查应包括仔细回顾生命征（包括测量上下肢血压），评估心率和心律，评估脉搏，以及详细的心血管检查，包括胸部的视诊、触诊和听诊。

1. **胸部视诊** 从视诊开始，仔细观察胸部情况。心尖冲动明显可见于左心室容量负荷过重的病变，包括二尖瓣或主动脉瓣关闭不全；胸骨旁搏动可见于右心室容量负荷过重的病变，包括严重的肺动脉瓣或三尖瓣关闭不全。

2. **胸部触诊**

（1）心尖冲动：用中指及示指的指尖触诊心尖冲动（常位于左锁骨中线第4或第5肋间隙）。

（2）收缩期震颤：杂音响亮 > 4级可触及震颤，是由于血流通过狭窄部位（瓣下、瓣口、瓣上或室间隔狭窄）而产生。

（3）可触及的第二心音（S_2）：在胸骨左缘上段触及 S_2 提示半月瓣在高压下正在关闭，该体征常提示存在重度肺动脉高压。

3. 心脏听诊

（1）心率和心律：正常心率因年龄而异（表5-3-1）。心率异常（心动过缓或心动过速）可能是由于心脏和非心脏问题，心律不齐的患儿应行心电图评估。

表 5-3-1　各年龄组小儿心率（次/min）

年龄	第2百分位	均值	第98百分位
1天	94	122	155
7～30天	105	150	182
1～3个月	120	150	180
3～6个月	105	142	185
6～12个月	108	132	168
1～3岁	90	110	138
3～5岁	73	110	138
5～8岁	65	100	133
8～12岁	62	90	130
12～16岁	62	85	120

（2）脉搏：股动脉搏动微弱提示主动脉缩窄（CoA）。脉搏广泛减弱与心输出量下降有关，可见于心肌功能不全、心包填塞、梗阻性病变、缩窄性心包炎或多发性大动脉炎（无脉症）。

（3）洪脉是由于脉压较大（收缩压与舒张压之差很大），通常伴有中至重度主动脉瓣关闭不全，也可见于引起主动脉血液流失的病变，包括动脉导管未闭、永存动脉干和主-肺动脉窗。

（4）心音

1）房室瓣关闭产生第一心音（S_1），位置在三尖瓣和二尖瓣听诊区，S1 增强见于瓣膜以更快的速度关闭时（如高输出量状态），或者瓣叶的移动距离更大时（如 PR 间期缩短、轻度二尖瓣狭窄）；S_1 减弱见于低输出量状态、二尖瓣对合不良导致的关闭不全、瓣叶移动距离缩短（PR 间期延长、重度二尖瓣狭窄）。

2）半月瓣关闭产生第二心音（S_2），位置在肺动脉瓣和主动脉瓣听诊区。听诊特点为：①S_2 分裂：生理性分裂是由于吸气相，胸内压下降引起右心静脉回流增加，继而引起右心室收缩期延长，肺动脉瓣关闭（P_2）延迟。S_2 分裂包括：宽分裂：在某些导致肺动脉瓣关闭延迟的疾病中，如肺动脉瓣狭窄等；固定分裂：S_2 呈现宽分裂且在整个呼吸周期固定，见于伴有右心室容量负荷过重的疾病，如 ASD。②强度：S_2 的强度取决于使瓣膜关闭的压力，其改变为：减弱：半月瓣（主动脉瓣或肺动脉瓣）狭窄的患者；增强：在肺动脉高压的患者中，由于升高的肺动脉舒张压更早地超过心室舒张期压力，肺动脉瓣高压时 P_2 亢进；体循环动脉高血压患者 A_2 亢进。

3）S_3 及 S_4 通常提示心脏病理改变。S_3 发生于舒张早期的快速充盈期，用听诊器的钟型件听诊最清晰。偶尔可在处于高动力状态的正常儿童中闻及 S_3。S_4 一定是病理性体征，发生于收缩晚期的心房收缩期，与心电图上的 P 波对应。S_4 的产生是由于血液进入僵硬的心室时形成湍流，见于心肌功能不全或心室肥厚。

（5）心脏杂音：完整的杂音描述应包括强度、出现时间、部位、传导及性质，有助于确定杂音形成的解剖学基础。

1）强度：杂音强度分为 1~6 级（表 5-3-2）。心前区震颤见于 4 级或 4 级以上的杂音，杂音的强度取决于杂音产生部位两侧的压力差和流经该处的血流。

表 5-3-2　杂音的分级

分级	杂音描述
I级	几乎听不到（比心音更轻柔）
II级	轻柔的杂音，但较易听到（与心音强度相当）
III级	中等强度的杂音，不伴有震颤（比心音响亮）
IV级	杂音响亮，伴震颤
V级	杂音响亮，但听诊器离开胸壁即听不到
VI级	杂音震耳，听诊器离开胸壁也能听到

2）时间：可发生于心动周期的收缩期、舒张期、连续性、往返性杂音。收缩期杂音：早期多见于 VSD，中期见于 AS，部分收缩期杂音为生理性；舒张期杂音：均为病理性杂音，多见于主动脉瓣反流、二尖瓣狭窄等；连续性杂音：最多见于 PDA；往返性杂音：见于 AS 合并主动脉瓣反流等。

3）部位和传导：主动脉瓣听诊区的收缩期杂音提示左心室流出道梗阻或瓣膜狭窄；肺动脉瓣听诊区的收缩期杂音提示右心室流出道梗阻或瓣膜狭窄；胸骨左缘下段的收缩期杂音可能代表 VSD、三尖瓣关闭不全、主动脉瓣下狭窄、肥厚型心肌病。心尖部的收缩期杂音代表二尖瓣关闭不全。这种杂音通常向腋下传导；心尖部的舒张期杂音代表二尖瓣狭窄。其他部位如主动脉缩窄产生的收缩期杂音可能位于背部两侧肩胛骨之间，靠近主动脉峡部梗阻区。

4）性质：粗糙样是梗阻性病变；吹风样一般是房室瓣关闭不全引起的收缩期杂音；隆隆样是二尖瓣狭窄引起的舒张期低频杂音；振动或乐音样是典型的儿童期无害性杂音，通常在胸骨左缘下段闻及。

（6）额外心音

1）开瓣音：开瓣音见于二尖瓣狭窄，最佳听诊部位在心尖部。

2）喷射性喀喇音：是一种尖而短的高频心音，与 S_1 和 S_2 音质不同，其产生通常是由于瓣膜异常。二尖瓣脱垂产生的收缩中期或收缩晚期心尖部喀喇音可伴有二尖瓣关闭不全的杂音，当患者站立时比坐位和仰卧位时更易闻及，这是因为当患者的姿势更趋于直立位时，左心室容量下降，脱垂程度增加。

3）心包摩擦音：心包摩擦音发生于心包炎，是一种类似于两张砂纸相互摩擦的刮擦声。心包摩擦音是由于壁层心包与脏层心包相互摩擦产生，有大量心包积液时会消失。心包摩擦音和胸膜摩擦音鉴别：屏气后杂音仍存在为心包摩擦音，否则为胸膜摩擦音。

（7）病理性杂音与生理性杂音的鉴别（表5-3-3）

1）病理性杂音：强度≥Ⅲ级；全收缩期杂音；杂音在胸骨左缘上段最响亮；粗糙样或吹风样性质；S_2 异常；收缩期喀喇音；舒张期杂音；直立位时杂音增强；奔马律；摩擦音等。

表 5-3-3 病理性杂音和生理性杂音的鉴别

项目	提示有心脏病	提示无害杂音	建议咨询
病史特点	父母或兄弟、姐妹有先天性心脏病	无家族史	胎儿心脏超声结果异常
	围产期或胎儿心脏超声异常，母亲围产期有增加先天性心脏病危险的因素	围生期超声结果正常	有增加先天性心脏病发生的潜在基因异常
	有增加先天性心脏病发生的潜在基因异常	没有综合征表现	症状提示可能患心脏病
	年龄 < 1 岁	年龄 > 2 岁	
	提示可能有先天性心脏病的症状（呼吸困难、发绀、发育迟缓、喂养困难、胸痛、多汗、晕厥等）	无任何症状	
体格检查			
杂音	强度 > 3 级	强度 < 2 级	强度 ≥ 3 级
	全收缩期	短收缩期（没有舒张期，无全收缩期）	全收缩期
	最响处位于胸骨左缘上部	无传导	最响处位于胸骨左缘上部
	性质粗糙或吹风样	乐音样或振动	性质粗糙或吹风样
	站立位强度增加	坐着和躺着音调都比较柔和	站立位强度增加
	舒张期杂音		舒张期杂音

项目	提示有心脏病	提示无害杂音	建议咨询
其他心音	S_2异常(固定或单一 S_2,P_2亢进) 奔马律(S_3或 S_4) 收缩期喀喇音 摩擦音	心前区无异常心音 S_2正常,无生理性分裂 无喀喇音,摩擦音,奔马律	S_2异常(固定或单一分裂,单一 S_2,P_2亢进) 奔马律(S_3或 S_4) 收缩期喀喇音 摩擦音
其他发现	有异常体征(心动过速,心动过缓,右手和腿的收缩压差 > 10mmHg) 异常脉搏(股动脉减弱或消失,脉搏减弱或水冲脉) 肝大 心脏外异常(特别是骨骼异常)	生命体征正常 脉搏正常 无其他异常	右手和腿的收缩压差 > 10mmHg 异常脉搏(股动脉减弱或消失,脉搏减弱或水冲脉)
诊断实验结果	脉氧异常 胸片异常(心影增大,肺纹理增多,肺水肿) 心电图异常(LVH,RVH,电轴异常,缺血改变,心律失常,预激波,QTc 延长)	脉氧正常 胸片正常 心电图正常	出生时脉氧筛查异常 胸片显示:心影增大或肺水肿 无法用非心源性解释 心电图异常

2）生理性杂音：强度≤Ⅱ级；患者取坐位时的杂音比仰卧位时的杂音更柔和；杂音在收缩期短暂出现；传导微弱；乐音或振动性质等。

三、诊断流程

心脏杂音的诊断流程，见图 5-3-1。

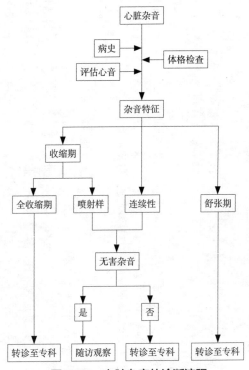

图 5-3-1　心脏杂音的诊断流程

四、专科转诊指征

1. 股动脉搏动微弱和 / 或右侧上下肢收缩压相差 10mmHg 以上（提示 CoA）。

2. 脉搏广泛减弱（提示心肌功能不全）。

3. 脉压宽大（提示主动脉瓣关闭不全或 PDA）。

4. 胎儿超声心动图检查异常。

5. 伴先天性心脏病风险增加的综合征。

如果初级保健医护人员对是否应该转诊或转诊时机有任何疑问，应电话联系小儿心脏科医师，与其讨论患者相关情况，然后决定是进行随访评估还是治疗。

（赵鹏军　孙　锟）

参考文献

1. ABDURRAHMAN L, BOCKOVEN JR, PICKOFF AS, et al. Pediatric cardiology update: Office-based practice of pediatric cardiology for the primary care provider. Curr Probl Pediatr Adolesc Health Care，2003, 33:318.

2. FRANK JE, JACOBE KM. Evaluation and management of heart murmurs in children. Am Fam Physician，2011, 84:793.

3. ETOOM Y, RATNAPALAN S. Evaluation of children with heart murmurs. Clin Pediatr (Phila)，2014, 53:111.

4. DUFF DF, MCNAMARA GG. History and physical examination of the cardiovascular system. In: The Science and Practice of Pediatric Cardiology. 2nd ed. Garson AJ, Bricker JT, Fisher DJ, Neish SR (Eds), Williams and Wilkins, Baltimore，1998.

第六章

☑ **泌尿系统**

第一节 血尿

血尿是小儿泌尿系统疾病常见的临床症状，分为肉眼血尿（尿中红细胞增多致肉眼可见尿色异常）和镜下血尿（离心尿沉渣镜检每高倍视野下有 3 个或 3 个以上的红细胞）两种类型。肉眼血尿在儿童较少发生，镜下血尿常在体检中偶然发现，随着儿童尿液筛查项目的开展，越来越多的镜下血尿患儿被早期发现。

当家长发现孩子有血尿时，通常较紧张和焦虑。此时，临床医生需注意鉴别是否为真性血尿、血尿可能的来源、血尿可能的疾病，然后进一步排查，与家长沟通，以消除家长的恐慌心理。

首先，判定是否是真性血尿。尿液外观有明显异常时，需要排除因食物（如甜菜、红心火龙果）或药物（如利福平、非那吡啶）、色素、月经初潮的女孩等引起的假性血尿。其次，排除新生儿或婴幼儿尿液中的尿酸盐结晶引起的尿色异常。是否为真性血尿，可通过尿沉渣镜检证实是否存在红细胞。

血尿可以是发热、运动或创伤等原因造成的一过性血尿，对于持续性血尿患儿，明确血尿的来源是鉴别病因的关键。

一、病史线索

1. 近期发热、剧烈活动或创伤可出现一过性血尿。

2. 新发排尿困难、尿频、尿急或尿痛的病史提示可能是泌尿道感染。

3. 单侧腰痛并向腹股沟区放射的病史提示结石或泌尿道的梗阻。

4. 腰痛而无放射至其他区域，但伴有发热、排尿困难及尿频和 / 或尿急，提示急性肾盂肾炎。

5. 排尿过程中血尿出现的时间也可能提示病因。排尿最初出现血尿通常提示尿道病变；排尿全程持续性血尿可见于膀胱、输尿管或肾脏病变；排尿终末出现血尿提示病变部位位于膀胱。

6. 血尿出现前 2~3 周有咽炎或脓疱疮病史，提示链球菌感染后肾小球肾炎，但近期上呼吸道感染（血尿发生前 1~2 天）可能与 IgA 肾病相关。

7. 存在凝血疾病如血友病、免疫性血小板减少性紫癜。

8. 使用可以引起出血性膀胱炎的药物，如环磷酰胺。

▌二、体格检查

1. **测量血压**　排除可能引起大血尿的疾病，如各种肾小球疾病。

2. **评估水肿和近期体重增加情况**　如急性肾小球肾炎和肾病综合征。

3. **检查皮肤有无皮疹或紫癜**　如系统性红斑狼疮或过敏性紫癜。

4. **生殖器检查**　如尿道口炎。

5. **评估腹部不适或肿块**　如 Wilms 瘤。

6. **评估生长发育情况**　如慢性肾脏疾病。

三、辅助检查

1. 尿液分析

（1）尿色及外观：棕色、可乐色尿液往往提示肾小球性血尿，红色或粉红色尿液通常提示非肾小球性血尿；肾小球疾病几乎不出现血凝块，如果出现则提示肾小球外来源的血尿。

（2）红细胞畸形率：当出现尿中30%以上的红细胞为畸形红细胞，或者"棘红细胞"超过5%提示肾小球性血尿。

（3）尿蛋白：当尿检伴有轻至中度蛋白尿时，要考虑肾小球损伤所致的尿蛋白。

（4）红细胞管型：是肾小球疾病的特有表现。

（5）尿培养：用于诊断感染。

（6）测定尿钙/肌酐比值：可检查有无高钙尿症，如均一型灶性则要排除高钙尿症。

（7）父母及家人尿常规检查：以排除可能的家族性或遗传性肾病史。

2. 其他生化及血清学检查

（1）血清肌酐检查：可评估肾功能。

（2）补体检查（C3、C4、CH50）；链球菌感染后肾小球肾炎或狼疮性肾炎患者的补体水平可能异常低。

（3）血清白蛋白：低白蛋白血症可能提示肾病综合征。

（4）全血细胞计数：血小板明显降低时要排除溶血尿毒综合征；红细胞或血红蛋白下降时要排除水钠潴留引起的稀释性贫血，或因慢性肾脏病引起的较

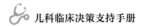

明显的贫血。

（5）如果考虑为链球菌感染后肾小球肾炎，则需要进行抗链球菌溶血素"O"（ASO）滴度检测。

（6）如果临床怀疑 SLE 等全身型结缔组织病，需要进行抗核抗体滴度及自身抗体系列检查。

3. **影像学检查**　泌尿系超声用以排除无症状性肾钙沉着症、胡桃夹综合征、先天性肾脏或泌尿道异常或肿瘤。

4. **肾活检**　伴有蛋白尿、血小板明显降低时，如诊断不明，应积极行肾活检检查。单纯镜下血尿者可观察 4～6 个月，以决定是否肾活检；当患儿肾功能不明原因下降，或伴有蛋白尿时，应尽早行肾活检以明确病理诊断。

▊ 四、诊断流程

血尿的诊断流程，见图 6-1-1。

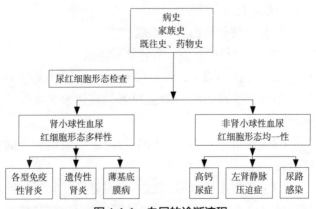

图 6-1-1　血尿的诊断流程

五、治疗原则

鉴于儿童血尿病因的多样性，治疗主要是根据不同的病因选择不同的治疗方案。一过性血尿主要对家属进行解释及安抚；轻微的外伤可嘱患儿多饮水、注意休养；泌尿道感染可根据药敏或经验性抗生素治疗；急性肾小球肾炎（主要以急性链球菌感染后肾小球肾炎为代表）主要以对症治疗为主，如低盐饮食、卧床休息，少尿期可予以利尿剂，若有高血压可使用降压药。其中有些疾病需要进行肾脏或泌尿外科专科治疗。

六、专科转诊指征

1. 严重外伤或肾结石伴梗阻。
2. 治疗无好转或反复发作的泌尿道感染。
3. 发生严重循环充血症状的急性肾小球肾炎。
4. 各种原发及继发性的肾小球疾病。

（金　晶　黄松明）

参考文献

1. FELD LG,WAZ WR,PÉREZ LM,et al.Hematuria.An integrated medical and surgical approach.Pdediatr Clin North Am，1997，44:1191.
2. 李玉峰.儿童无症状血尿肾穿刺指征探讨.临床儿科杂志,2017,35(7):494-497.

第二节 蛋白尿

正常小儿尿蛋白不超过 100mg/（$m^2 \cdot 24h$），定性为阴性。若 24 小时尿蛋白定量超过 150mg，或 > 4mg/（$m^2 \cdot h$），或 > 100mg/L，定性为阳性，则为蛋白尿。24 小时尿中蛋白量 150～500mg 时视为轻度蛋白尿，500～2 000mg 时为中度蛋白尿，大于 2 000mg 时为重度蛋白尿。中度或重度蛋白尿常提示肾小球疾病。在热性病、运动后、直立体位时可有轻度一过性蛋白尿，并非由肾疾病引起。

蛋白尿根据发病机制主要分为三种：

（1）肾小球性蛋白尿：多见于肾小球疾病，也可见于发热、剧烈运动等生理状况及直立性蛋白尿。

（2）肾小管性蛋白尿：可见于肾小管间质损伤，近端小管对小分子量蛋白（β_2- 微球蛋白、α_1- 微球蛋白和视黄醇结合蛋白）的重吸收障碍，导致这些小分子量蛋白质的排泄增加。也可见于原发性肾小管疾病，如范可尼综合征、Dent 病等。在儿童相对较为少见。

（3）溢出性蛋白尿：由低分子量蛋白排泄增加超过了肾小管的重吸收能力而引起，如多发性骨髓瘤。在儿童中极其罕见。

一、病史线索

1. 近期是否有发热、剧烈运动、应激、癫痫等引起一过性蛋白尿的诱因，若有可在去除诱因后再次检测。

2. 晨起尿蛋白正常而直立或活动后尿蛋白增加，需考虑直立性蛋白尿。

3. 有持续性蛋白尿伴有尿量或尿色改变、伴水肿或高血压、近期链球菌感染史、肾脏病家族史，伴听力或视力异常者，提示肾脏疾病。

4. 少部分患儿无上述诱因，无相关病史或其他伴随症状，可行肾活检以明确诊断。

二、体格检查

1. 持续性蛋白尿，需进行全面体格检查，尤其是血压测量。

2. 注意有无水肿或近期体重增加，可见于急性肾小球肾炎、肾病综合征等。

3. 全身有无皮疹或紫癜，可见于系统性红斑狼疮或过敏性紫癜。

4. 生长发育评估，如落后需考虑慢性肾脏疾病。

三、辅助检查

1. 实验室检查

（1）尿蛋白电泳，可鉴别蛋白尿的来源。

（2）24 小时尿蛋白定量，蛋白尿程度判定及治疗过程中的疗效监测；对部分留取标本困难的患儿，可以随机进行尿蛋白 / 肌酐检测。

（3）全血生化检查，包括血清总蛋白、白蛋白、血脂分析、肾功能、电解质等。

（4）尿蛋白直立试验，以确诊或排除直立性蛋白尿。

（5）血清补体、ASO 测定，有助于急性链球菌感染后肾小球肾炎的诊断。

（6）自身抗体检测，有助于确诊或排除系统性红斑狼疮及狼疮性肾炎。

（7）乙型肝炎病毒检测，确诊或排除乙肝病毒相关性肾炎。

2. 影像学检查 肾脏超声可证实瘢痕形成或先天结构异常的存在，若肾脏超声提示瘢痕形成或有尿路感染病史，则应进一步行逆行性膀胱尿道造影，以确诊有无膀胱输尿管反流。

3. 肾活检 不明原因的持续蛋白尿、蛋白尿患儿随访过程中出现尿蛋白定量持续增加或出现血压、肾功能异常者，应尽早行肾活检以明确诊断。

▎四、诊断流程

蛋白尿的诊断流程，见图 6-2-1。

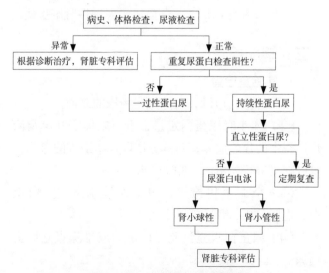

图 6-2-1 蛋白尿的诊断流程

▋五、治疗原则

以蛋白尿为主要症状的患儿最重要的是尽早明确诊断，根据引起蛋白尿的不同病因行针对性治疗。生理性和一过性蛋白尿的患儿，注意安抚家长和定期随访。肾病综合征的患儿首选糖皮质激素治疗。急性链球菌感染后肾小球肾炎，在抗感染治疗后主要是对症治疗。对肾小管性蛋白尿，则依据原发病的不同，治疗原则有所不同。

▋六、专科转诊指征

1. 持续性蛋白尿或尿蛋白定量进行性增加。
2. 肾小球或肾小管疾病引起的蛋白尿。

（金　晶　黄松明）

参考文献

HOGG RJ, PORTMAN RJ, MILLINER D, et al. Evaluation and management of proteinuria and nephrotic syndrome in children: recommendations from a pediatric nephrology panel established at the National Kidney Foundation conference on proteinuria, albuminuria, risk, assessment, detection, and elimination (PARADE). Pediatrics, 2000, 105:1242.

第三节　水肿

水肿是以局部或全身性组织液体增多的肿胀为特征的临床表现，可以分为局限性水肿和全身性水肿，后者一般较前者更为严重。水肿可表现为局部的，如眼睑水肿、下肢水肿、腹水、胸腔积液等；也可呈现全身性水肿。水肿的病因可分为心源性水肿、肝源性水肿、肾性水肿、营养性水肿、血管性水肿及淋巴性水肿等。水肿病因的鉴别基于水肿发病的病理生理学基础。

▌一、病史线索

1. 起病年龄、症状持续时间，以区分先天性水肿和获得性水肿，如新生儿期起病的先天性肾病综合征。

2. 是否伴全身性疾病或慢性基础性疾病，如心功能衰竭、肝脏疾病、慢性肾脏疾病等。

3. 前驱感染史，起病前 1～3 周链球菌感染史，高度提示急性链球菌感染后肾小球肾炎。

4. 既往史及家族史，如遗传性血管性水肿家族史。

5. 短期内体重急骤增长，提示水肿发展迅速。

6. 过敏史和用药史，药物过敏或不良反应可以引起血管性水肿。

▌二、体格检查

1. 生长发育指标的测量，可提示是否存在营养性水肿、心脏疾病及慢性肝肾疾病等。

2. 生命体征评估，心力衰竭患者可见到心动过速、呼吸急促、奔马律、啰音或肝大。

3. 测量血压，急/慢性肾衰竭或肾小球肾炎均可致血压增高。

4. 判断局限性还是全身性水肿、凹陷性还是非凹陷性水肿。

5. 黄疸、生长迟滞，提示肝脏疾病、蛋白丢失性肠病。

6. 进行性全身性水肿伴眼睑水肿者，提示肾病综合征。

7. 全身非凹陷性水肿，如伴肉眼或镜下血尿，高度提示急性肾小球肾炎。

8. 水肿、生长障碍，可见于慢性肾衰竭患儿。

▍三、辅助检查

1. **尿液分析**　所有水肿患儿都必须进行尿液分析。

（1）大量蛋白尿合并低白蛋白血症，可诊断为肾病综合征。

（2）血尿伴红细胞管型及异形红细胞（有或无大量蛋白尿），考虑急性肾小球肾炎，如链球菌感染后肾小球肾炎。

2. **生化及血清学检查**

（1）血清学检查：全血细胞计数和血生化检测（包括肝肾功能检查和血清白蛋白水平）。结合病史、体格检查、尿液分析等，可协助诊断。

（2）肾脏疾病相关检查：对于疑似急性肾小球

肾炎儿童，血清补体 C3、C4 水平有诊断价值；抗链球菌抗体、抗核抗体、抗肾小球基底膜抗体、抗中性粒细胞胞质抗体、抗双链 DNA 抗体、乙肝抗体检测等，有助于确诊各类肾小球疾病。

（3）慢性肝病或蛋白丢失性肠病：有低蛋白血症而无蛋白尿，应考虑慢性肝病或蛋白丢失性肠病，应检测肝功能、血清总蛋白水平及凝血酶原时间。此外，粪便 α_1- 抗胰蛋白酶水平对筛查蛋白丢失性肠病有价值。

（4）静脉血栓形成：疑似静脉血栓形成者，应检测凝血功能。

（5）全血细胞计数、溶血指标的血清学检测：新生儿期严重溶血（多见 ABO 血型不合或 Rh 疾病）可导致婴儿全身性水肿。

（6）血清补体水平测定：对伴血管性水肿时有诊断参考价值，如诊断遗传性或获得性 C1 抑制因子缺乏症。

3. 影像学检查

（1）肾脏超声检查：超声检查可明确肾脏大小，并发现囊性肾脏疾病、肾积水、肾萎缩、先天性肾发育不良，以及反流性肾病所致瘢痕形成。

（2）X 线检查：有助于发现心脏衰竭和 / 或肺水肿。

（3）超声心动图检查：对疑有心力衰竭者，超声心动图可评估心室功能及是否存在心包积液，并辅助诊断心脏疾病。

（4）肾活检：疑似肾小球肾炎，尤其是同时存在严重肾功能不全、补体水平正常和 / 或大量蛋白尿者，应考虑进行肾活检。对于不明原因的急性或亚急性肾衰竭，也应进行肾活检。

四、诊断流程

水肿的诊断流程，见图 6-3-1。

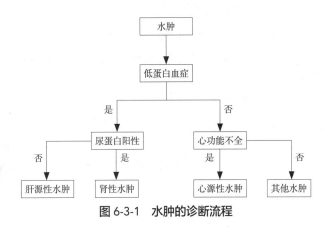

图 6-3-1 水肿的诊断流程

五、治疗原则

1. **限制钠盐摄入** 低钠饮食，钠摄入量约为每日 2 ~ 3mEq/kg，是生长期儿童所需的钠量，最大钠摄入量为 2 000mg/d。全身性水肿者可以考虑限制液体，但对于非心源性有效循环血容量降低者需谨慎进行；肾病综合征者因为液体限制可导致血容量下降，加剧血栓形成的风险。

2. **利尿治疗** 水肿且血容量增加者可考虑利尿治疗，如因水钠潴留导致静水压增高、血容量过多的心力衰竭、急性肾小球肾炎、肾病综合征、肝硬化腹水。

3. **静脉输注白蛋白** 肾病综合征存在危及生命

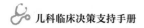

的水肿时，可静脉输注白蛋白并联合应用袢利尿剂；需注意血制品应用的风险和可能降低激素治疗的敏感性。

六、专科转诊指征

1. 全身性过敏反应。

2. 累及喉部的遗传性血管性水肿。

3. 心输出量下降（特别是心肌炎或缩窄性心包炎）。

4. 肝肾疾病。

（金　晶　黄松明）

参考文献

1. LEWIS LG. End-stage liver disease and cirrhosis. In: Saunders Manual of Pediatric Practice, Finberg L (Ed), WB Saunders, Philadelphia，1998.

2. KERLIN BA, HAWORTH K, SMOYER WE. Venous thromboembolism in pediatric nephrotic syndrome. Pediatr Nephrol，2014，29:989.

第七章

☑ 神经系统

第一节　惊厥

惊厥是一种肌肉剧烈的不自主的收缩（强直）或者收缩、松弛交替出现（强直 - 阵挛）的发作，可以是局部性的，也可以是全身性的。典型全面性惊厥发作时患儿意识丧失，全身骨骼肌不自主的持续性收缩，或者肢体有节律地抽搐，可伴口周、颜面发绀等。局灶性惊厥表现为身体局部抽搐，如一侧肢体或面部肌肉抽搐，头或躯体强直性向一侧偏转等。惊厥发作持续时间不等，可数秒至数分钟，甚至更长。如果惊厥持续 30 分钟以上或反复惊厥，且发作间期意识不恢复，称为惊厥持续状态。惊厥和癫痫是两个完全不同的概念，惊厥是一种症状，癫痫是一种疾病，惊厥是癫痫的一种发作形式。惊厥是儿科最常见的神经系统急症。惊厥持续状态特别是全面性惊厥持续状态对患儿危害大，可造成不可逆性脑损伤，应积极干预治疗。多种病因可以引起惊厥发作，如癫痫、颅内感染、电解质紊乱、破伤风等。

一、病史线索

1. 现病史

（1）惊厥发作的表现：如发作形式、持续时间、有无先兆、意识状态、发作后状态。同时应告诉家长若遇到发作，应尽可能观察孩子的发作形式，尤其是起始表现，有条件时应用手机等设备拍摄发作时情况，以便提供给医生更为客观的信息。对于既往曾有反复发作者，应询问首发年龄、发作的频率及智力发育情况。

（2）惊厥发作时的伴随症状：①伴有发热、头痛、呕吐、意识、性格改变等表现，要注意中枢神经系统感染的可能；②伴有发热，但发作后一般状态好，年龄在5个月至5岁，在发热后24小时出现发作，发作时体温多在38℃以上，部分患儿既往可能有此种情况发生和/或有类似家族史，要注意热性惊厥的可能；③伴有胃肠炎症状（呕吐、腹泻），要注意电解质紊乱、中毒性脑病、肠炎相关性惊厥的可能；④伴有其他神经系统症状，如偏瘫、锥体外系症状、精神行为异常等，要注意颅内肿瘤、脑梗死、脑出血、急性播散性脑脊髓炎、免疫性脑炎、高血压脑病等可能。

（3）发病前有无特殊药物或毒物接触史：抗癫痫药物过量或突然停药，有机磷中毒等。

2. 既往史、个人史、家族史 有无围产期异常，个人发育是否正常；有无惊厥家族史；有无特殊疾病史，如系统性红斑狼疮、高血压、白血病等。

▌二、体格检查

包括神经系统查体及全面体格检查（特别是体温、血压、皮疹、出血点、佝偻病体征及心脏情况）。神经系统查体包括：意识和精神状态；有无特殊气味，如苯丙酮尿症患儿常有鼠尿味或发霉气味；皮肤有无色素异常等；头面部情况，如头颅大小形态、头围、囟门等；脑神经，肌力、肌张力、腱反射，病理征，脑膜刺激征，眼底等。

▌三、辅助检查

1. 血常规及 C 反应蛋白检查 对于发热伴惊厥患儿应常规查血常规及 C 反应蛋白，若提示细菌感染应积极寻找感染灶，如呼吸系统、消化系统、泌尿系统等。

2. 血生化检查 如血糖、血钙、血镁、血钠、血尿素氮、血肌酐等。

3. 脑脊液检查 考虑颅内感染时，应做脑脊液检查。

4. 脑电图检查 是诊断癫痫的重要依据，对其他疾病导致的惊厥发作也有重要意义，如脑炎。

5. 影像学检查 是了解惊厥患儿颅内结构的重要检查，对于病因诊断明确，如热性惊厥、电解质紊乱等，可不进行头颅影像学检查。

▌四、诊断流程

惊厥的诊断流程，见图 7-1-1。

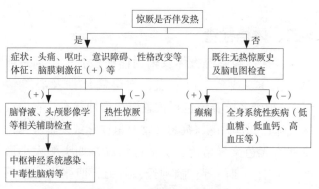

图 7-1-1 惊厥的诊断流程

五、治疗原则

1. 发作时间短 不必急于止惊药物治疗。应保持呼吸道通畅，防止跌落或受伤。勿刺激患儿，切忌掐人中、撬开牙关、按压或摇晃患儿导致进一步伤害。若分泌物较多，可让患儿平卧，头偏向一侧或侧卧位，及时清理口腔分泌物。同时，监测生命体征，保证正常心肺功能，必要时吸氧，开放静脉通路。

2. 发作时间长（＞5分钟） 静脉推注地西泮0.3～0.5mg/kg（总量≤10mg），速度1mg/min，发作终止即静止推注，5分钟发作未控制或控制后复发者可重复一次。若尚未建立静脉通道，可给予咪达唑仑0.2～0.3mg/kg（总量≤10mg）肌内注射或10%水合氯醛（0.5ml/kg）灌肠。惊厥持续状态时可以序贯使用丙戊酸钠静脉注射、咪达唑仑持续静脉滴注及麻醉剂等。

3. 对因治疗。

六、专科转诊指征

除热性惊厥以外的反复性惊厥，均应转至专科诊治。

（姜玉武）

参考文献

1. 中华医学会儿科学分会神经学组.热性惊厥诊断治疗与管理专家共识（2017实用版）.中华实用儿科临床杂志，2017，32（18）：1379-1382.

2. 姜玉武. 儿童惊厥及惊厥性癫痫持续状态的急诊处理. 中华儿科杂志, 2011, 49(8): 592-595.

3. SWAIMAN KF, ASHWAL S, FERRIERO DM, et al. Swaiman's Pediatric Neurology. 6th ed. Philadelphia: W.B. Saunders, 2017.

第二节 头痛

头痛是各个年龄段人群常见的主诉，儿童也是如此。与成年人相比，发生于儿童期的绝大多数头痛是原发性的，如偏头痛，或者是急性的相对良性的过程如病毒感染引起的一过性头痛。应重视导致儿童头痛的其他原因，如脑膜炎、脑脓肿、颅内肿瘤、颅内出血等。虽然儿童期发生的头痛大部分是良性的，但是会对部分患儿及其家长产生严重的身心影响，需要给予恰当的处理。对于继发性头痛则须明确病因行进一步针对性治疗。

一、病史线索

头痛是临床工作中尤其是门诊常遇见的症状，就诊主要原因是担心神经系统器质性疾病，如颅内肿瘤、脑炎等。通过仔细询问病史多可以作出初步判断。根据病史将头痛分为四种类型：①急性；②急性复发性（或偶发性）；③慢性进行性；④慢性非进行性。急性复发性和慢性非进行性头痛最有可能为原发性头痛如偏头痛等。初发急性头痛和慢性进行性头痛在临床工作中要注意寻找病因。急性头痛多为良性，如潜在的原发性头痛或病毒感染引起，但是应同时注意某些疾病可引起急性头痛的可能如高血压、颅内出血等。慢性进行性头痛多具有潜在的病因，应仔细评估。

1. **现病史**

（1）头痛程度及表现：小年龄患儿可能无法准

确描述头痛的性质和部位。对于青少年应详细询问头痛的部位，程度（是否可耐受、是否影响正常的生活如学习、睡眠等），持续时间，频率，诱发因素（如紧张、劳累、视觉因素、嘈杂声音），缓解因素（如休息、服用药物）等。

（2）伴随症状：除头痛外是否具有其他伴随症状，是判断头痛病因的重要因素。如伴有发热、呕吐、意识改变等常提示中枢神经系统感染；伴有意识状态改变、视力障碍及其他神经系统功能障碍症状（面瘫、肢体活动障碍、感觉异常、二便异常等）常提示中枢神经系统器质性病变，如脑梗死、脑出血、颅内肿瘤、颅内高压、白质脱髓鞘病变等；伴有局部症状如咽痛、咳嗽、鼻塞、流涕、牙痛、眼痛、视力下降等，提示相邻器官导致的头痛，如呼吸道感染及鼻窦、牙、眼等问题导致的头痛。除头痛外，伴有紧张、劳累、睡眠欠佳可诱发，畏声或畏光，喜欢黑暗的环境，伴有恶心、呕吐，休息可缓解等，常提示偏头痛。

（3）发病前有无特殊的病史，如磕碰到头部、被人殴打等，若有要注意外伤引起脑出血、蛛网膜下腔出血等可能。

2. 既往史

（1）既往是否有头痛，若有头痛，头痛发生的频率，此次头痛性质与既往是否相似。

（2）既往有无其他特殊的疾病，如免疫缺陷史者应警惕中枢神经系统感染（包括少见的条件致病菌）、脑脓肿；有凝血障碍性疾病者应警惕颅内出血的可能；有食用生肉习惯者要注意寄生虫的可能；有特殊的神经系统手术史，如脑室腹腔分流术，分流术后的梗阻可能引起头痛。

二、体格检查

1. **生命体征** 体温及血压可以帮助判断患儿是否伴有感染、高血压。

2. **心脏听诊** 除外心源性疾病，如心律失常、心肌炎等。

3. **眼部查体** 因为视神经的特殊性，通过眼部检查可发现有无颅内疾病如视乳头水肿提示颅内高压；可同时除外眼科疾病导致的头痛，如闭角性青光眼可引起间歇性头痛。

4. **相邻局部查体** 如有无鼻窦区压痛、牙齿脓肿/牙龈肿胀、颞下颌关节问题等。

5. **神经系统查体** 如有无眼球运动异常，瞳孔是否等大，对光反射是否灵敏，有无面瘫的表现等；肌力、肌张力、深腱反射、共济检查是否异常，病理征、脑膜刺激征是否存在。若上述查体有阳性表现提示颅内病变的可能，如脑疝、颅内出血、白质脱髓鞘病变、中枢神经系统感染等。

三、辅助检查

1. **血常规、CRP 检查** 怀疑感染者。

2. **心电图及心肌酶检查** 怀疑心源性疾病者，如心律失常、心肌炎。

3. **头颅影像学检查** 有其他神经系伴随症状、神经系统体格检查异常。

4. **腰椎穿刺检查** 怀疑存在颅内感染者。

四、诊断流程

头痛的诊断流程，见图 7-2-1。

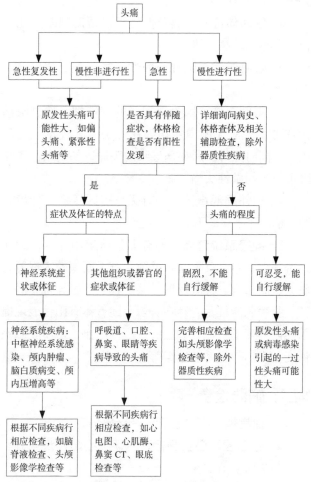

图 7-2-1 头痛的诊断流程

五、治疗原则

1. 偏头痛急性发作

（1）首选非甾体抗炎药：对乙酰氨基酚 10～15mg/kg，年龄＞3 个月，如需要 4～6 小时可重复使用；布洛芬 10mg/kg，年龄＞6 个月，如需要 4～6 小时可重复使用。

（2）不能缓解可选择曲坦类（＞6 岁）。

2. 继发性头痛　针对病因治疗。

六、专科转诊指征

1. 免疫缺陷伴机会性感染、脑室腹腔分流术后、外伤。

2. 反复出现的头痛，影响日常生活。

3. 头 CT 检查有异常，视乳头水肿。

4. 发热伴脑膜刺激征。

5. 其他疾病，如高血压、CO 中毒、鼻窦炎、牙齿脓肿等。

（姜玉武）

参考文献

1.　BLUME HK. Childhood Headache: A Brief Review. Pediatr Ann. 2017，46(4)：155-165.

2.　SWAIMAN KF，ASHWAL S，FERRIERO DM，et al. Swaiman's Pediatric Neurology. 6th ed. Philadelphia：W.B. Saunders，2017.

3.　吴希如，林庆 . 小儿神经病学系统疾病基础与临床 .2 版 . 北京：人民卫生出版社 ,2009.

第三节　急性肌无力

肌力是主动运动时所呈现的肌肉收缩力。肌无力是涉及上运动神经单元（锥体束）和 / 或下运动神经单元（脊髓前角细胞、外周神经、神经肌肉接头及肌肉）的疾病表现。一个正常动作的准确实施除上、下运动神经单元外，尚需要锥体外系和小脑正常功能的协助完成。所以对于一个主诉"肌无力"的患儿，除可能为上运动神经单元、下运动神经单元病变外，还需要注意鉴别锥体外系和小脑的病变。同时在诊治过程中还要注意心源性疾病导致"肌无力"的可能。

一、病史线索

（1）判断是否为肌无力：儿童尤其是低龄儿童，因不能准确表达自己的感受，单从症状来看类似肌无力，但实际可能是锥体外系或小脑受累的表现。如共济失调的患儿，就诊时表现为"躯体无力"不能坐稳，此时可通过询问家长如患儿哭闹时四肢是否有力、做检查时四肢挣扎是否有力，来进一步定位。

（2）肌无力的特点：肌无力是持续存在还是具有波动性，肌无力是以累及肢体远端还是近端为著，肌无力时累及单个肢体、一侧肢体，还是多个肢体等，上述不同的特点提示定位诊断的部位不同。如持续存在，多为锥体束、脊髓前角细胞、周围神经受累的表现；波动性如晨轻暮重，常为神经肌肉接头受累的表现。无力以远端肢体受累为著是周围神经受累的特点；无力以近端肢体受累为著是肌肉疾病的特点。

（3）有无其他伴随症状：①肢体无力（一侧或单个肢体），伴有头痛、意识障碍、抽搐、脑神经受累，须考虑颅内病变，如颅内肿瘤、颅内出血、急性播散性脑脊髓炎、多发性硬化等；②肢体无力，伴有顽固性呕吐、视力下降、二便异常等，应注意视神经脊髓炎谱系疾病的可能；③无力表现为截瘫，有感觉平面、二便异常，是脊髓受累的表现，如急性横贯性脊髓炎、脊髓出血、无骨折脱位性脊髓损伤等；④肢体无力以远端受累为著，伴有感觉异常如手套袜套样感觉异常，须考虑吉兰-巴雷综合征的可能；⑤无力具有晨轻暮重，休息后减轻、活动后加重，儿童多伴有眼部受累如眼睑下垂、眼球活动障碍，须考虑重症肌无力；⑥除肢体无力外，尚伴有特殊部位皮损如眼睑的皮疹，应注意皮肌炎的可能；⑦全身乏力、肌肉疼痛，尿色深，须考虑横纹肌溶解症，常见原因有药物性、剧烈运动（如惊厥持续状态）和感染等；⑧乏力、肌肉疼痛伴有感染，须考虑良性肌炎的可能。

（4）发病前有特殊病史：如外伤史（注意轻微外伤导致脊髓受累的可能，如儿童做下腰动作导致的无骨折脱位型脊髓损伤）、肌内注射史、脊髓灰质炎疫苗接种史等。

▌二、体格检查

包括神经系统查体及全面体格检查（特别是体温、皮疹、出血点等情况）。神经系统查体应重点行肌力、肌张力、腱反射、病理征查体，进一步行病变的神经系统定位。

1. 上运动神经元病变 肌张力增高，腱反射亢进，病理征（＋）。

（1）若伴有脑膜刺激征、脑神经体征、共济失调或锥体外系等体征，应考虑颅内病变。

（2）若伴有感觉平面、浅反射（腹壁反射、提睾反射）异常，考虑高位脊髓病变，同时根据不同体征可以进一步定位，如上肢为下运动神经元瘫痪的体征、下肢为上运动神经元瘫痪的体征，定位于颈膨大；上肢正常、下肢为上运动神经元瘫痪的体征，定位于颈膨大和腰膨大之间。

2. 下运动神经元病变 肌张力降低，腱反射减弱或消失，病理征（－）。当脊髓病变处于休克期时也会表现为下运动神经元病变的特点。

▌三、辅助检查

1. 电解质检查 严重的电解质紊乱，周期性瘫痪（血钾可以升高、降低或正常）。

2. 肌酶检查 诊断肌肉病的重要指标，如皮肌炎、肌炎、横纹肌溶解、良性肌炎均可引起肌酶升高。

3. 新斯的明实验 诊断重症肌无力的重要检查手段。

4. 脑脊液检查 脑脊液蛋白细胞分离是吉兰-巴雷特征性的表现，但应在合适时间点进行检查，因为在发病数天内脑脊液蛋白多正常，2周后才出现脑脊液蛋白不同程度升高（一般不超过 1g/L）、白细胞正常（多 $< 10 \times 10^6$/L），即蛋白细胞分离现象。除此之外怀疑脊髓灰质炎/类脊髓灰质炎、视神经脊髓

炎谱系疾病等，脑脊液检查也十分重要。

5. **肌电图检查** 肌电图是下运动神经单元疾病进一步定位诊断的重要检查，以区分脊髓前角细胞、周围神经、神经肌肉接头及肌肉病变。

6. **头颅影像学检查** 怀疑颅内疾病时应完善头颅影像学检查。

7. **脊髓影像学检查** 考虑脊髓病变时应行脊髓影像学检查。

四、诊断流程

急性肌无力的诊断流程，见图 7-3-1。

五、治疗原则

1. 肌无力累及呼吸肌是导致患儿出现生命危险的重要因素，应维持生命体征平稳，必要时机械通气。

2. **重症肌无力危象** 正确区分肌无力危象和胆碱能危象。

3. **横纹肌溶解症** 一旦确诊，应尽早消除原发病诱因；积极补液、水化，恢复血容量，增加肾小球灌注；碱化尿液，使尿 pH 保持在 6.5 ~ 7.0，加强利尿，促进肌红蛋白排出，减少对肾小管上皮细胞的毒性；当合并急性肾功能损坏，出现少尿或无尿、SCr进行性升高、严重电解质紊乱、酸中毒、心功能不全时，应尽快行肾脏替代治疗。

4. 对因治疗。

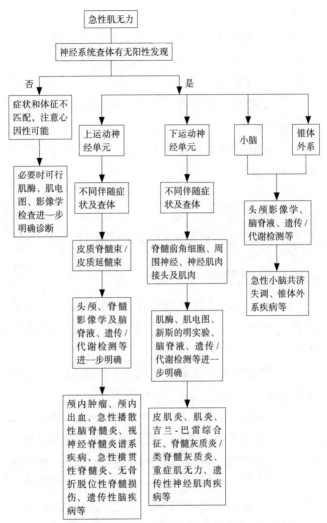

图 7-3-1　急性肌无力的诊断流程

六、专科转诊指征

疾病定位、定性（病因）诊断不明或疗效欠佳等均建议专科就诊。

（姜玉武）

参考文献

1. SWAIMAN KF，ASHWAL S，FERRIERO DM，et al. Swaiman's Pediatric Neurology. 6th ed. Philadelphia：W.B. Saunders，2017.
2. KLIEGMAN RM，STANTON BF，GEME JW，et al. Nelson Textbook of Pediatrics. 20th ed. Philadelphia: W.B. Saunders，2015.
3. 吴希如，林庆.小儿神经病学系统疾病基础与临床.2 版.北京：人民卫生出版社,2009.

第 八 章

☑ 内分泌系统

第一节 身材矮小

身材矮小是指同种族、同性别和年龄的个体身高低于正常人群平均身高 2 个标准差（-2SD），或低于第 3 百分位数（-1.88SD）者。身材矮小可能是正常生长的变异，或由某种疾病所致。

1~2 岁以上儿童身材矮小最常见的原因为家族性身材矮小及体质性生长和青春期延迟，这两种都是正常生长变异。对身材矮小儿童进行评估的目的在于区分出病理性身材矮小儿童亚组（如特纳综合征、生长激素缺乏症或其他全身性疾病）。根据病因制定相应的治疗策略。

一、病史线索

1. **个人史** 出生体重及身长、足月或早产、喂养情况、出牙、囟门闭合情况、大运动发育情况、智力情况、身高体重增长的速度、是否服用某种药物等。生长障碍出现的年龄段提示不同的病因：

（1）新生儿期即出现矮小：需考虑足月小样儿、染色体异常和骨骼疾病。

（2）婴儿期出现生长障碍：除上述新生儿期常见原因外，还需考虑先天性心脏病、佝偻病、感染性疾病、甲状腺功能减退症和代谢性疾病。

（3）幼儿期出现生长障碍：除上述原因外，还需考虑慢性系统性疾病和代谢性疾病，如肝脏疾病、肾脏疾病、内分泌疾病、各种遗传代谢病。

（4）青春期前出现生长障碍：除上述原因外，

还需重点考虑内分泌 - 代谢性疾病，如假性甲状旁腺功能减退症、甲状腺功能减退症、皮质醇增多症、Prader-Willi 综合征等。

（5）青春期出现生长障碍：重点考虑染色体异常疾病，如特纳综合征，内分泌障碍，如垂体功能低下等。

2. 家族史

（1）父母矮小，患儿实际身高与遗传身高接近，骨龄与年龄一致，提示家族性身材矮小。

（2）父母一方或双方有生长发育延迟，患儿儿童期身材矮小，青春期出现追赶生长，提示体质性生长和青春期延迟。

（3）患儿生存环境恶劣，家庭关系紧张，无其他器质性疾病，提示神经心理性身材矮小。

3. 围生期情况 胎盘情况、双胎、多胎，异常分娩史。如有出生窒息、颅内出血，需考虑继发性垂体功能低下引起的生长障碍。

4. 母孕史 孕早期是否患感染性疾病、孕期有无内分泌疾病、药物服用史及致畸因素接触史。

5. 既往史 有无胃肠道、心血管、肝肾等基础疾病，有无颅脑外伤、肿瘤及放射线接触史。

（1）胃肠道基础疾病：体重不足较身高不足显著，身高别体重较其他矮小儿童高。

（2）风湿性疾病：可伴有关节痛、皮疹、淋巴结肿大、发热等症状。

（3）肾病：可伴有酸碱电解质失衡、肾功能、尿检异常。

（4）肺部疾病：重症哮喘和反复感染，需要排除囊性纤维化或免疫缺陷。

（5）内分泌性疾病：生长激素缺乏症、甲状腺功能减退症、库欣综合征、性早熟等。

（6）遗传性疾病：特纳综合征、Prader-Willi 综合征、Noonan 综合征、Russell-Silver 综合征、*SHOX* 基因突变等，由基因突变或染色体变异导致，有各自的体貌特征。

（7）骨病：骨发育的遗传缺陷导致非匀称性身材矮小，即四肢相对于躯干不成比例地短或长。

1）软骨发育不全：是短肢侏儒症的最常见形式，四肢短小，面中部发育不良伴大头畸形。

2）软骨发育低下：不成比例的四肢短小、腰椎前凸、骨骼短宽及腰椎椎弓根间距离缩短，有时也伴有大头畸形、智力障碍和 / 或癫痫。

3）脊椎骨骺发育不良：相对于四肢的躯干缩短为著（短躯干侏儒），并发脊柱畸形、骨关节炎，有时可伴有颈椎半脱位所致的脊髓压迫，可伴正中腭裂，伴或不伴听力损失、近视及视网膜脱离。

▌二、体格检查

1. 常规体格检查

（1）体型

1）身材矮小而体型匀称：见于垂体性矮小和家族性矮身材。

2）四肢短小和畸形：见于软骨营养障碍及黏多糖病。

（2）面容：染色体疾病往往有各自的面容特征。

1）内眦赘皮、眼距宽、低鼻梁、吐舌貌：见于

21 三体综合征。

2）丹凤眼、低发际、颈蹼、多痣：见于特纳综合征。

3）眶距增宽、眼睛向下斜视、耳位低：见于 Noonan 综合征。

4）前额突出、三角脸、口角下垂：见于 Russell-Silver 综合征。

5）面中部发育不全、额部隆起：见于软骨发育不全。

（3）颈部和胸部

1）甲状腺肿：见于甲状腺功能减退症。

2）蹼颈、盾状胸：见于特纳综合征。

3）蹼颈、漏斗胸：见于 Noonan 综合征、特纳综合征。

4）肩胛上脂肪垫（水牛背）和锁骨上脂肪垫：见于库欣综合征。

（4）四肢

1）肘外翻和膝外翻：见于特纳综合征、*SHOX* 基因突变。

2）体格矮壮：见于特纳综合征或 *SHOX* 基因突变。

3）肢体相对于躯干较长：见于脊柱骨骺发育不良。

4）肢体（特别是上臂）相对于躯干较短：见于软骨发育不全。

5）三叉戟手：见于软骨发育不全。

（5）皮肤：皮肤萎缩、紫纹是库欣综合征的典型特征，有时伴有色素沉着。

（6）脏器畸形：若合并脏器、肢体畸形或智力障碍，常提示染色体或基因缺陷导致的综合征。

2. 专科体格检查

（1）当前身高和体重的测定值及百分位数

1）身高别体重增加：见于库欣综合征、甲状腺功能减退症、生长激素缺乏症或假性甲状旁腺功能减退症。

2）身高别体重减低：见于胃肠道疾病引起的矮小。

（2）身高增长速率减低的标准：2～4岁，低于5.5cm/年；4～6岁，低于5cm/年；6岁至青春期，男孩低于4cm/年，女孩低于4.5cm/年。

（3）根据其父母身高测算的靶身高。

（4）BMI值。

（5）性发育分期。

三、辅助检查

1. 血、尿常规及肝肾功能、电解质、血气分析 评估有无常见的基础疾病。

2. 骨龄检测 骨龄与实际年龄的差别应在 ±1 岁，落后或超前过多即为异常。

3. 影像学检查 主要用于排查垂体因素引起的矮小。

4. 核型分析 对疑有染色体畸变的患儿和所有矮小女孩均需做此检查。

5. 生长激素激发试验 激发后生长激素峰值 > 10µg/L 为正常， < 10µg/L 为生长激素缺乏症。

6. 胰岛素样生长因子 -1 和胰岛素样生长因子结

合蛋白 -3 测定。

7. IGF-1 生成试验 对疑为 GH 抵抗的患儿，可用本试验检测 GH 受体功能。

8. 其他内分泌激素的检测 依据患儿的临床表现，可视需要对患儿的其他激素选择进行检测，如垂体功能低下。

9. 血串联质谱、尿气相色谱质谱检查 可检测血氨基酸、脂肪酸、尿有机酸，排查遗传代谢性疾病。

▌四、诊断流程

身材矮小的诊断流程，见图 8-1-1。

▌五、治疗原则

1. 病因治疗 查明病因，针对病因进行相应治疗。

2. 药物治疗 目前可用重组人生长激素治疗的与身材矮小相关疾病有：生长激素缺乏症、慢性肾功能不全肾移植前、特纳综合征、Prader-Willi 综合征、小于胎龄儿、特发性矮身材、短肠综合征、*SHOX* 基因缺失、Noonan 综合征。目前国内常用短效重组人生长激素剂量是 0.1～0.2IU/（kg·d）；疗程不宜短于 1～2 年。

3. 生活方式 保证充足的睡眠和营养，适量运动。

▌六、专科转诊指征

如患儿出现以下情况，提示需要进行专科特殊检

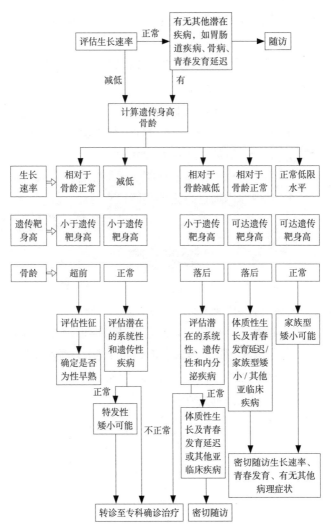

图 8-1-1　身材矮小的诊断流程

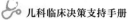

查或治疗，需转诊至小儿内分泌科、小儿神经外科、遗传科等专科。

1. 身高低于正常参考值减 *2SD*（或低于第 3 百分位数）者。

2. 骨龄低于实际年龄 2 岁以上者。

3. 身高增长率在第 25 百分位数（按骨龄计）以下者，即：< 2 岁儿童为 < 7cm/ 年。

4. 临床有内分泌紊乱症状或畸形综合征表现者。

5. 其他原因需进行垂体功能检查者。

（梁黎黎　罗小平）

参考文献

1. 中华医学会儿科学分会内分泌遗传代谢学组 . 矮身材儿童诊治指南 . 中华儿科杂志，2008,46(6)：428-430.

2. 中华医学会儿科学分会内分泌遗传代谢学组，《中华儿科杂志》编辑委员会 . 基因重组人生长激素儿科临床规范应用的建议 . 中华儿科杂志，2013,51（6）：426-429.

3. 廖清奎 . 儿科症状鉴别诊断学 .3 版 . 北京：人民卫生出版社，2016.

第二节 肥胖

肥胖是由于能量代谢失衡、饮食过多和／或耗能不足导致机体脂肪容量增多的状态，常伴有不同程度的血脂异常、高胰岛素血症和胰岛素抵抗。对于 2 ～ 18 岁青少年儿童而言，体质指数 [BMI= 体重（kg）/ 身高的平方（cm^2）] 在同年龄、同性别第 85 ～ 第 95 百分位视为超重；BMI 超过同年龄、同性别第 95 百分位，则视为肥胖。

发达国家儿童超重及肥胖的患病率很高，美国 1/3 的儿童面临超重或肥胖问题，中国儿童的超重患病率约为美国的 1/2，且呈逐年增多的趋势，年幼儿童的患病率明显高于青少年。

遗传因素在肥胖的发生中起容许性作用，并与环境因素相互作用共同导致肥胖发生。父母肥胖是儿童持久性肥胖风险的重要预测因素；父母均肥胖的儿童在成年时发生肥胖的风险是父母均不肥胖儿童的 6 ～ 15 倍。现已识别出多种与儿童期肥胖有关的特异性综合征和单基因缺陷病。体力活动减少、摄入能量过多是造成肥胖最重要的环境因素。另外，肠道菌群、环境毒素和病毒也可能导致肥胖，具体机制正在研究中。

根据发病机制可将肥胖分为单纯性肥胖和病理性肥胖。单纯性肥胖是指摄入能量多、消耗能量少导致的营养障碍，占肥胖的绝大多数。而极少数肥胖是由其他疾病所致，称为病理性肥胖，病因多为遗传性疾病或内分泌疾病。

对超重或肥胖儿童的临床评估应包括识别可治疗的病因及并发症。该评估应包括完整的病史采集、体格检查、实验室检查和影像学检查。

一、病因

1. **内分泌系统** 糖耐量受损、糖尿病、代谢综合征、女性雄激素过多症、早发性多囊卵巢综合征、生长发育和青春期的异常。

2. **心血管系统** 高血压、血脂异常。

3. **消化系统** 非酒精性脂肪性肝病、胆石症。

4. **呼吸系统** 阻塞性睡眠呼吸暂停、肥胖通气不足综合征。

5. **运动系统** 股骨头骨骺滑脱、胫骨内翻常见。肥胖儿童的骨折、膝外翻、肌肉骨骼疼痛、活动度受损和下肢力线不良的患病率也较正常体重儿童增加。

6. **神经系统** 特发性颅内压增高。

7. **皮肤** 皮肤褶烂、疣病和化脓性汗腺炎、黑棘皮病、膨胀纹等。

8. **心理社会** 与他人疏远、同伴关系扭曲、自尊心低下、焦虑和抑郁等。

二、病史线索

1. **个人史**

（1）出现超重的年龄：胎儿期、婴儿期、青春期出现的肥胖往往较难控制。

（2）进食和运动习惯：含糖饮料、高能量食物过多摄入，久坐少动。

（3）用药情况：长期大量服用糖皮质激素可致向心性肥胖。

（4）社会心理问题：可致精神性贪食及肥胖。

2. 伴随症状

（1）伴胎儿期胎动减少，儿童期不可控制的贪食、甲状腺功能障碍：见于 Prader-Willi 综合征。

（2）伴新生儿期低血糖：见于高胰岛素血症。

（3）伴身材矮小、发育迟缓、性发育障碍：可见于多种遗传性综合征。

（4）突发性肥胖伴嗜睡、不明原因发热、尿崩、性早熟等：需考虑下丘脑病变、颅内肿瘤。

3. 家族史 父母家人是否肥胖，肥胖父母所生子女较正常体重父母所生子女更容易发生肥胖。

4. 既往史 体重增长快伴身高生长慢提示内分泌疾病和遗传综合征；体重增长快伴身高生长快或正常多提示家族性肥胖。

三、体格检查

1. 身高、体重及腰围 计算 BMI，评估肥胖程度。

2. 面容和身材 满月脸、水牛背提示肾上腺功能亢进症。

3. 体型 女性患儿多呈外周性或下肢肥胖（"梨形"肥胖）；男性患儿多呈中心性腹部肥胖（"苹果形"肥胖），中心性肥胖与 2 型糖尿病和心血管疾病的发生显著相关。

4. 皮肤和毛发

（1）黑棘皮提示胰岛素抵抗。

（2）多毛、痤疮提示高雄激素血症。

（3）水牛背、紫纹提示肾上腺功能亢进症。

5. **咽喉**　如存在扁桃体肥大，应注意阻塞性睡眠呼吸暂停的发生。

6. **胸部**　肥胖的男孩较正常体重的男孩更容易出现乳房发育。

7. **腹部**　注意有无肝脾大。

8. **生殖器**　常见小阴茎，见于肥胖造成的隐匿阴茎或 Prader-Willi 综合征。

9. **血压**　肥胖患儿容易出现高血压并发症，需监测血压。

▌四、辅助检查

1. **肝肾功能检测**　肥胖造成的肝肾功能受损。

2. **血脂检测**　血脂代谢异常。

3. **血糖及糖化血红蛋白检测**　高血糖和胰岛素抵抗。

4. **皮质醇检测**　轻中度肥胖可检测清晨皮质醇，重度肥胖需检测清晨和下午的皮质醇，评估肾上腺功能是否受到影响。

5. **染色体或基因检测**　对于可疑遗传性疾病或综合征的肥胖可行基因或染色体检测。

6. **腹部超声检查**　排查脂肪肝。

7. **下肢 X 线检查**　肥胖患儿骨骼承重增加，如有症状可行 X 线检查。

▌五、诊断流程

超重或肥胖的诊断流程，见图 8-2-1。

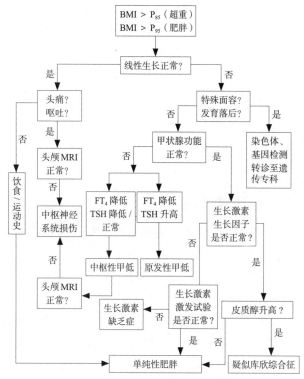

图 8-2-1　超重或肥胖诊断流程

六、治疗原则

1. **饮食管理**　摄入多样化、营养丰富的膳食，强调"低脂、低糖、高优质蛋白、高纤维素"饮食。食品应以瘦肉、鱼、禽蛋、豆类及其制品、蔬菜、水果为主，限制脂肪摄入量，烹调方式优先选择蒸、煮、炖，避免煎、炸。

2. **运动管理**　在限制饮食的同时，增加运动促进能量消耗。优选全身运动，循序渐进，每周 3～4 次，每次至少 40 分钟。

3. 药物治疗 减肥药不适用于儿童。对强化生活方式治疗无效、已出现胰岛素抵抗的肥胖患儿可试用二甲双胍，剂量为 250 ~ 1 000mg，进餐时口服，一日两次。

4. 手术治疗 仅适用于对饮食、运动、药物治疗无效的重度肥胖个体，国内有医院尝试对 Prader-Willi 综合征重度肥胖的患儿施行袖状胃切除术，取得一定疗效。

▌七、专科转诊指征

1. 伴有糖尿病、多囊卵巢综合征、假性脑瘤、睡眠呼吸暂停、肥胖肺通气不足综合征、脂肪性肝病、股骨头骨骺滑脱、胫骨内翻的超重或肥胖儿童和青少年应转诊至肥胖专科以控制体重。

2. 存在肥胖相关遗传综合征的儿童常会出现早发性肥胖，并在体格检查中有特征性表现，包括畸形、身材矮小、发育迟滞或智力障碍（精神发育迟滞）、视网膜改变或耳聋。有以上表现的患儿或者小于 2 岁的肥胖儿童应转诊至内分泌遗传代谢专科治疗。

3. 伴有抑郁症状和体征的超重或肥胖儿童、青少年应转诊至心理专科进行评估和治疗。

（梁黎黎　罗小平）

参考文献

1. 中华医学会儿科学分会内分泌遗传代谢学组.中枢性性早熟诊断与治疗共识.中华儿科杂志，2015,53（6）：412-418.

2. 颜纯，王慕逖 . 小儿内分泌学 .2 版 . 北京：人民卫生出版
   社，2006.

3. 陈晓波 . 儿科内分泌学诊治与实践 . 北京：人民军医出版
   社，2012.

第三节　性早熟

性早熟是指男童在 9 岁前、女童在 8 岁前呈现第二性征。性早熟按发病机制和临床表现分为中枢性性早熟（促性腺激素释放激素依赖性，GDPP）和外周性性早熟（非促性腺激素释放激素依赖性，GIPP）。

中枢性性早熟具有与正常青春发育类似的下丘脑 - 垂体 - 性腺轴发动及成熟的程序性过程，直至生殖系统成熟；即由下丘脑提前分泌和释放促性腺激素释放激素，激活垂体分泌促性腺激素使性腺发育并分泌性激素，从而使内、外生殖器发育和第二性征出现。

外周性性早熟是由各种原因引起体内性甾体激素升高至青春期水平，故只有第二性征的早现，不具有完整的性发育程序性过程。

一、病因

1. 中枢性性早熟

（1）中枢神经系统器质性病变，如下丘脑、垂体肿瘤或其他中枢神经系统病变。

（2）由外周性性早熟转化而来。

（3）未能发现器质性病变的，称为特发性中枢性性早熟。

（4）不完全性中枢性性早熟，是中枢性性早熟的特殊类型，指患儿有第二性征的早现，其控制机制也在于下丘脑 - 垂体 - 性腺轴的提前发动，但它的性征发育呈自限性；最常见的类型为单纯性乳房早发育，若发生于 2 岁内女孩，可能是由于下丘脑 - 性腺轴处于生理性活跃状态，又称为"小青春期"。

女孩的中枢性性早熟 80%～90% 为特发性；而男孩的中枢性性早熟 80% 以上为器质性。

2. 外周性性早熟　早现的第二性征与患儿原性别相同称为同性性早熟，与原性别相反称为异性性早熟。

（1）女孩同性性早熟：见于遗传性卵巢功能异常，如 McCune-Albright 综合征；卵巢良性占位病变，如自律性卵巢囊肿；分泌雌激素的肾上腺皮质肿瘤或卵巢肿瘤；异位分泌人绒毛膜促性腺激素（human chorionic gonadotropin，HCG）的肿瘤及外源性雌激素摄入等。

（2）女孩异性性早熟：见于先天性肾上腺皮质增生症、分泌雄激素的肾上腺皮质肿瘤或卵巢肿瘤，以及外源性雄激素摄入等。

（3）男孩同性性早熟：见于先天性肾上腺皮质增生症（较常见）、肾上腺皮质肿瘤或睾丸间质细胞瘤、异位分泌 HCG 的肿瘤，以及外源性雄激素摄入等。

（4）男孩异性性早熟：见于产生雌激素的肾上腺皮质肿瘤或睾丸肿瘤、异位分泌 HCG 的肿瘤，以及外源性雌激素摄入等。

二、病史线索

1. 性征细节

（1）第二性征出现的年龄：2 岁以内多为"小青

春期"，接近发育界值年龄则中枢性性早熟、外周性性早熟皆有可能。

（2）第二性征是否进行性发展：性征快速进行性进展提示中枢性性早熟可能性大。

（3）是否伴身高生长加速：伴生长加速提示中枢性性早熟可能性大。

2. 伴随症状

（1）伴头痛、癫痫提示中枢神经系统病变引起的中枢性性早熟。

（2）女孩伴腹痛提示提示卵巢病变引起的外周性性早熟。

3. 家族史

（1）双亲和兄弟姐妹青春期开始的时间：父母性早熟特别是父亲性早熟，子代性早熟概率较普通人群高。

（2）父母身高：根据父母身高计算遗传靶身高，协助判断患儿是否需要治疗。

4. 既往史

（1）神经系统疾病或创伤：可导致中枢性性早熟。

（2）外源性性类固醇激素摄入：可导致外周性性早熟。

▌三、体格检查

1. 身高和体重　身高及体重超常提示骨龄超前，GDPP 促性腺激素释放激素依赖性可能性大。

2. 身高增长的速率　生长加速是早期识别性早熟的有用线索。

3. **眼** 眼底视神经乳头水肿、视野受限，提示脑肿瘤、颅内压增高。

4. **皮肤**

（1）乳晕染色深提示雌激素水平高，雌激素异源性分泌、外源性摄入需考虑。

（2）咖啡牛奶斑提示 McCune-Albright 综合征。

（3）多毛、痤疮提示高雄激素血症。

（4）满月脸、水牛背、紫纹提示肾上腺功能亢进引起的外周性性早熟。

5. **生殖器** 需详细检查阴蒂大小、阴茎长度和周径、睾丸容积、外阴颜色及阴毛，以 Tanner 分期示。

（1）女婴阴蒂肥大提示 CAH、分泌雄激素的肾上腺肿瘤或卵巢肿瘤、外源性雄激素摄入。

（2）睾丸与阴茎的发育是否相称：睾丸和阴茎同步增大考虑中枢性性早熟；睾丸不大阴茎增长考虑外周性性早熟；两侧睾丸不对称增大考虑睾丸肿瘤。

四、辅助检查

1. **基础性激素测定** 检测血卵泡刺激素（FSH）、黄体生成素（LH）、雌二醇（E_2）、睾酮。LH < 0.1IU/L 提示无中枢性青春发动，LH > 3.0 ~ 5.0IU/L 可肯定已有中枢性青春发育启动。

2. **促性腺激素释放激素（GnRH）激发试验** 激发峰值 LH > 3.3 ~ 5.0IU/L 且 LH/FSH 比值 > 0.6 时，可诊断为中枢性性早熟。

3. **子宫卵巢 B 超检查** 单侧卵巢容积 ≥ 1 ~ 3ml，并可见多个直径 ≥ 4mm 的卵泡，子宫长度 > 3.4 ~ 4cm 可认为已进入青春发育状态。

4. **骨龄测定** 是预测成年身高的重要依据，但对鉴别中枢和外周性无特异性。

5. **鞍区 MRI 检查** 以下人群必须行此检查：确诊为 CPP 的所有男孩；6 岁以下发病的女孩；性成熟过程迅速或有其他中枢病变表现者。

6. **性腺、肾上腺或其他相关器官的影像学** 根据临床特征及内分泌激素初筛结果进行。

7. **肿瘤标志物检查** AFP、HCG 等用于筛查肿瘤引起的性早熟。

8. **其他激素检查** 17-羟孕酮、脱氢表雄酮、雄烯二酮用于排查肾上腺病变引起的性早熟。

9. **染色体检查** 对于异性性早熟，性别难以判断的患儿需行此检查，如阴蒂肥大的女婴。另外，对所有纵隔生殖细胞瘤男性患者行此检查，因为此肿瘤通常与克氏综合征有关。

五、诊断流程

女童性早熟的诊断流程，见图 8-3-1。
男童性早熟的诊断流程，见图 8-3-2。

六、治疗原则

1. **中枢性性早熟** 并非所有中枢性性早熟患儿都需要治疗。促性腺激素释放激素类似物治疗指征：

（1）快进展型：性早熟患儿骨骼成熟和第二性征发育加速显著（超过线性生长加快程度）。

（2）预测成年身高受损者：预测成人身高 < 3 百分位数或 < 遗传靶身高，骨龄身高 < 身高的 2 个标准差（$-2SD$）。

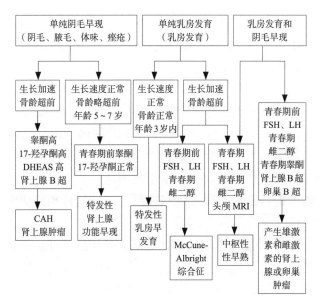

图 8-3-1 女童性早熟的诊断流程

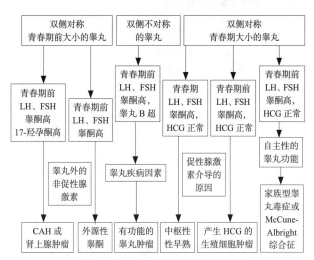

图 8-3-2 男童性早熟的诊断流程

（3）快进展型青春期：在性早熟界定年龄后开始出现性发育，但性发育进程及骨骼成熟迅速，可影响最终成年身高者。

（4）出现与性早熟直接相关的心理行为问题：促性腺激素释放激素类似物剂量一般首剂 80～100μg/kg，最大量 3.75mg；其后每 4 周注射 1 次。已有初潮者首剂后 2 周宜强化 1 次。维持剂量应当个体化，根据性腺轴功能抑制情况而定。有中枢器质性病变的快进展型患儿应当按照病变性质行相应病因治疗。

2. 外周性性早熟　针对病因作相应处理：如各类肿瘤的手术治疗；先天性肾上腺皮质增生症予以皮质醇替代治疗等；外源性性激素误摄应停止摄入。

▍七、专科转诊指征

1. 进行性第二性征发育。

2. 生长速度逐渐加快。

3. 骨成熟加速，预测成年身高 < 3 百分位数或低于遗传靶身高。

4. 出现与性早熟直接相关的心理行为问题。

5. 所有原发性疾病（如肿瘤、先天肾上腺皮质增生症）明确的继发性性早熟。

（梁黎黎　罗小平）

参考文献

1.　中华医学会儿科学分会内分泌遗传代谢学组 . 中枢性性早熟诊断与治疗共识 . 中华儿科杂志, 2015,53（6）: 412-418.

2.　颜纯，王慕逖 . 小儿内分泌学 .2 版 . 北京：人民卫生出版社，2006.

3.　陈晓波 . 儿科内分泌学诊治与实践 . 北京：人民军医出版社，2012.

第九章

☑ 血液系统

第一节　肝大

肝脏是人体的重要器官，与小儿健康和疾病关系密切。小儿肝脏较成人大，出生时新生儿肝脏的重量约为 120～130g，占体重 5%，2 岁左右肝脏为出生时的 2 倍，5 岁时为 5 倍，成年肝脏的重量约为出生时的 12 倍。

小儿肝脏较成人容易触及，其大小随年龄不同，在右锁骨中线上、右肋缘下。初生儿至 1 周岁全部可以触及，大部分 2～3cm；3 岁以内 1～2cm，3～7 岁半数不能触及，触及者常不超过 1cm；7 岁以上，肝脏位于肋弓以内，剑突下一般均可触及。检查肝脏浊音界，新生儿至 3 岁内，其上界于第四肋隙，超过以上界限为肿大。仅根据右肋缘下可触及的肝脏大小来定义肝大是常见的错误，需除外由于胸廓畸形、肺部疾病（如气肿）、右侧气胸所致的膈肌和肝脏下移。超声检查显示：正常肝脏在锁骨中线处的跨度小于 16cm，检查肝脏大小应注意检查肝上界和测量肝脏实际大小。

小儿肝脏血管丰富，结缔组织少，肝实质分化不全，再生力强，不容易产生肝硬化。肝脏参与胆汁的排泄，碳水化合物、蛋白质、脂肪、维生素、水和矿物质代谢，解毒，防御和造血等方面功能。

肝大常为全身性疾病的一种临床表现，常伴有脾大。

一、病因

1. **感染性疾病** 小儿时期急性或慢性感染时常见肝大，许多病原体通过门静脉系统、胆道和肝动脉等途径侵犯肝脏，导致肝脏弥漫性或局部性发炎肿大。如病毒性肝炎（甲、乙、丙、丁、戊型肝炎等）；败血症；肝脓肿；结核感染；真菌感染；寄生虫感染（如肝吸虫、疟疾、内脏幼虫移行症等）。

2. **循环障碍** 肝脏血液循环丰富，肝静脉与下腔静脉紧密相连，任何原因所致急性或慢性充血性心力衰竭（主要是右心衰竭）都会导致肝脏充血肿大，如风湿性心脏病、心肌病、渗出性心包炎或缩窄性心包炎、急性支气管肺炎、张力性气胸和慢性肺心病。Budd-Chiari 综合征、栓塞或药物毒性导致血管内皮受损所致的肝静脉闭塞病也可引起肝脏充血肿大。

3. **胆汁潴留** 胆汁由肝细胞制造，由胆管排泄，各种病因引起肝内或肝外胆管完全或不全阻塞，胆汁潴留可致肝大，如先天性胆道闭锁、胆总管囊肿、原发性硬化性胆管炎、胆石症等。

4. **代谢性疾病** 肝脏是重要的代谢器官，各种代谢疾病均可引起肝大。如脂肪变性（营养不良、肥胖型脂肪肝、肠外营养、糖尿病、线粒体肝病、四环素和丙戊酸等药物毒性）、含铁血黄素沉着症、肝豆状核变性、戈谢病、神经节苷脂贮积病、α_1-抗胰蛋白酶缺乏症、半乳糖血症、遗传性果糖不耐受、黏多糖病、淀粉样变性、肝糖原贮积症、酪氨酸血症、肝性卟啉症等。

5. **血液及肿瘤性疾病**　白血病、淋巴瘤、噬血细胞综合征、地中海贫血、髓外造血等血液系统疾病；肝脏部位的良、恶性肿瘤，如肝母细胞瘤、肝细胞癌、胆管细胞癌、血管瘤／血管内皮瘤等；神经母细胞瘤、肾母细胞瘤等转移瘤。

6. **炎性反应性疾病**　系统性红斑狼疮、类风湿关节炎、巨噬细胞活化综合征、自身免疫性肝炎、移植排斥反应、原发性硬化性胆管炎等。

7. **囊性疾病**　如纤维囊性疾病、常染色体显性多囊肾、孤立性多囊肝病等。

▍二、病史线索

1. **病史**　流行病学史：注意是否来自寄生虫病流行区，血吸虫病应注意有无疫水接触史，肝吸虫病询问是否进食生螃蟹或蝲蛄史等。注意有无家族史和服药史。

2. **伴随症状**

（1）发热：急性或慢性感染，常见于败血症、肝脓肿、急慢性肝炎、疟疾、钩端螺旋体病等，以及噬血细胞综合征等全身疾病。

（2）黄疸：黄疸是小儿病毒性肝炎的常见症状，胆总管或胆管梗阻也常出现严重黄疸，如肝吸虫病或胆道缩窄。溶血性黄疸肝大同时可有贫血及脾大，急性溶血者常有血红蛋白尿。

（3）腹痛：病毒性肝炎因肝包膜受刺激可呈上腹或右上腹疼痛；充血者因急性肝大疼痛常呈持续性；肝脓肿或肝周脓肿因刺激神经疼痛较剧烈；当膈肌受累时，疼痛可放射至肩部；胆道蛔虫伴感染或胆结石，腹痛呈阵发性绞痛。

（4）神经系统异常及发育迟缓：新生儿期严重黄疸史合并神经系统功能和发育异常多见于胆红素脑病；急性病毒性肝炎出现嗜睡、昏迷，则提示肝功能衰竭；慢性肝大伴有脑病者见于肝糖原贮积症、半乳糖血症、肝豆状核变性、有机酸血症、β-氧化缺陷等。卟啉病、药物等中毒也可合并神经系统异常。

（5）腹泻：如 Wolman 病、胆汁淤积性肝病。

（6）特殊气味：如有机酸血症、肝功能衰竭。

■ 三、体格检查

1. **一般情况检查**　注意小儿生长发育情况、营养状况。脂肪肝多见于严重营养不良，恶病质常见于肝癌晚期，皮肤蜘蛛痣对门静脉肝硬化的诊断有价值。肝功能损害可合并出血倾向，而白血病等血液肿瘤也可合并面色苍白，皮肤瘀点、瘀斑或淋巴结肿大，故应注意皮肤黏膜有无紫癜及出血倾向。心力衰竭者可合并心动过速、心脏杂音等体征。

2. **肝脏检查**　注意腹部情况，右上腹有无隆凸，浅静脉有无怒张，叩诊肝上界，排除液气胸或肺气肿引起肝脏下移。

（1）注意肝脏硬度：正常肝脏的边缘柔软、锐利，没有触痛。充血性心力衰竭或炎症浸润所致的肿大肝脏常质韧、圆钝，表面光滑；肝质地较硬多见于肝硬化及肝癌，肝癌者可触及大小不等结节，先天性肝囊肿和胆道扩张、包虫病可触及包块及波动感。有触痛常说明肝大为急性过程，肝被膜迅速扩张会导致疼痛。

（2）肝颈静脉回流征：阳性常见于充血性心力衰竭所致肝大。

■ 四、辅助检查

1. 实验室检查

（1）血常规检查

1）白细胞总数增高，中性粒细胞增高，核左移及中毒颗粒：化脓性感染常出现。

2）白细胞数偏低：多为病毒感染。

3）嗜酸性粒细胞增多：寄生虫感染。

4）伴有另外其他一系或两系下降：需警惕血液系统疾病。

（2）尿常规检查：阻塞性黄疸、病毒性肝炎，尿常呈棕黄色，尿胆红素检查阳性，溶血性黄疸尿胆原阳性。

（3）血生化检查：评估肝脏受累及协助诊断代谢性疾病。肝衰竭及糖原贮积病、线粒体病、有机酸血症等代谢性疾病均可导致低血糖，需酌情进行血气、阴离子间隙、血清氨基酸、尿有机酸、乳酸、丙酮酸、皮质醇、胰岛素、ACTH、肉毒碱等检查。

（4）凝血功能检查：凝血功能异常可发生于败血症或栓塞，以及严重肝功能损伤。

（5）血清免疫学检查：对于某些病毒、细菌、立克次体、弓形虫等可做相关病原体或抗体的检测等。自身抗体检测有助于自身免疫性疾病的诊断。

（6）眼部检查：肝豆状核变性可见 K-F 环，半乳糖血症可合并白内障等。

2. 影像学检查

（1）腹部 B 超检查：判断肝硬化、肝炎、肝肿瘤、肝脓肿及先天性胆道畸形等。

（2）腹部 CT 或 MRI 检查：怀疑有肝脏占位时。

3. 肝穿刺活检等。

五、诊断流程

肝大的诊断流程，见图 9-1-1。

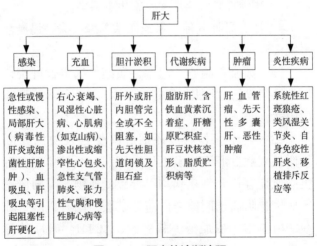

| 肝大 |
| 感染 | 充血 | 胆汁淤积 | 代谢疾病 | 肿瘤 | 炎性疾病 |

急性或慢性感染、局部肝大（病毒性肝炎或细菌性肝脓肿）、血吸虫、肝吸虫等引起阻塞性肝硬化

右心衰竭、风湿性心脏病、心肌病（如克山病）、渗出性或缩窄性心包炎、急性支气管肺炎、张力性气胸和慢性肺心病等

肝外或肝内胆管完全或不全阻塞，如先天性胆道闭锁及胆石症

脂肪肝、含铁血黄素沉着症、肝糖原贮积症、肝豆状核变形、脂质贮积病等

肝血管瘤、先天性多囊肝、恶性肿瘤

系统性红斑狼疮、类风湿关节炎、自身免疫性肝炎、移植排斥反应等

图 9-1-1 肝大的诊断流程

六、治疗原则

1. 病因治疗 找出病因治疗原发病。

2. 一般治疗

（1）休息与营养，采用高糖、高蛋白、高维生素、低脂饮食；肝性脑病前期症状出现时，应限制蛋白饮食。

（2）停用或慎用可能损害肝脏的药物。

（3）保肝治疗：谷胱甘肽、多烯磷脂酰胆碱、联苯双酯等保护肝脏。

3. 糖皮质激素治疗 糖皮质激素常用于重型病毒性肝炎、急性或亚急性肝坏死的治疗。

4. 干扰素治疗 治疗病毒性肝炎。

5. 肝衰竭治疗 原则是纠正代谢紊乱，控制感染，支持患儿度过急性期，待肝细胞再生，肝功能恢复正常。

6. 外科治疗 细菌性肝脓肿直径 3cm 以上、阿米巴肝脓肿内科治疗无效，均可选择外科手术治疗。肝脏恶性肿瘤行外科干预并联合化疗等。

▌七、专科转诊指征

1. 考虑为遗传代谢性疾病、恶性血液肿瘤、先天性疾病需转至专科治疗。

2. 病因不明确的肝大需转至专科治疗。

3. 病因明确后考虑为专科性疾病需转诊。

（徐艳丽　王天有）

参考文献

1. 廖清奎.儿科症状鉴别诊断学.3 版.北京：人民卫生出版社,2013.

2. GUPTA K, DHAWAN A, ABEL C, et al. A re-evaluation of the scratch test for locating the liveredge. BMC Gastroenterol,2013,13:35.

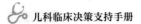
3. KARLO C,REINER CS,STOLZMANN P,et al. CT- and MRI-based volumetry of resected liver specimen: comparison to intraoperative volume and weight measurements and calculation of conversion factors. Eur J Radiol,2010,75(1): 107-111.

第二节　脾大

脾大是小儿疾病中常见且重要的腹部体征，脾大通常不是全身疾病的唯一表现，可同时伴有肝和 / 或淋巴结肿大，三者的肿大可以是以脾脏为主，也可以肝大或淋巴结肿大为主。病因不同，脾受累程度不同，如单核 - 巨噬系统受累常有肝、脾同时大，造血系统疾病多以脾大为主。在感染性疾病时，婴幼儿则可有肝、脾大，正常情况下不应扣及脾脏。

正常新生儿脾可在肋缘下 1 ~ 2cm 处扣及，在儿童、青少年及部分成人（尤其是瘦长型成人）中可以触及。

脾脏主要功能是通过其淋巴系成分参与体液免疫和细胞免疫，通过单核巨噬细胞系统成分参与从循环中清除衰老红细胞、细菌及其他微粒。

一、病因

脾大的病因多种多样，如肝脏疾病、血液系统疾病、感染或炎症等。有数据显示，肝脏疾病约占 33%（肝硬化）、血液系统恶性肿瘤约占 27%（淋巴瘤）、感染约占 23%（免疫缺陷病、心内膜炎）、充血性疾病约占 8%、原发性脾脏疾病约占 4%（脾静脉血栓），其他不明原因约占 5%。

1. 感染性脾大

（1）急性感染性脾大：风疹、麻疹、急性病毒性肝炎、传染性单核细胞增生症、巨细胞病毒等病毒感染，伤寒、感染性心内膜炎、脾脓肿、粟粒性肺结核等细菌感染，立克次体、螺旋体、疟疾、黑热病等寄生虫感染等均可出现脾大。

（2）慢性感染性脾大：如慢性病毒性肝炎、结核、慢性疟疾、荚膜组织胞浆菌病、弓形体病、布氏菌病等。

2. 非感染性脾大

（1）肝脏疾病：肝硬化、肝门静脉或脾静脉外部压迫或栓塞。

（2）血液系统疾病：异常细胞的浸润和恶性增生（急性或慢性白血病、红白血病、恶性淋巴瘤等）、朗格汉斯细胞组织细胞增生症，以及髓外造血、溶血性贫血、地中海贫血、血小板减少性紫癜、噬血细胞综合征等良性疾病。

（3）结缔组织疾病：如系统性红斑狼疮、类风湿关节炎及含铁血黄素沉着症。

（4）良性肿瘤：如血管瘤、淋巴管瘤、错构瘤等，以及真性、假性脾囊肿。

（5）代谢性疾病：如淀粉样变性、戈谢病、尼曼-匹克病、海蓝组织细胞增生症、半乳糖血症、胱氨酸病、黏多糖病、范可尼综合征。

▎二、病史线索

1. 病史询问

（1）发病年龄及家族史：先天性溶血性贫血发病早，常有家族史。戈谢病、尼曼-皮克病多见于婴儿。

（2）传染病接触史和流行病史：如血吸虫病患儿多来自血吸虫病流行区，有疫水接触史；疟疾、黑热病常为地方性传染病；结核患儿常有接触史。

（3）起病方式和病程：细菌、病毒性所致急性感染性脾大起病多急骤。

2. 伴随症状

（1）脾大伴发热或自发性疼痛或压痛多为感染所致，如败血症、脾周围炎、脾脓肿、黑热病、慢性疟疾等。

（2）伴贫血、黄疸：多为溶血性贫血。

（3）伴消化道出血：考虑为淤血性脾大。

（4）伴肝、脾区的疼痛：肝区疼痛提示肝内炎症、急性淤血或恶性肿瘤。脾区疼痛多为脾栓塞、脾周围炎。

三、体格检查

1. 脾脏检查　注意脾脏质地、表面光滑程度、脾切迹的位置，有无压痛等。

（1）轻度肿大：脾缘不超过肋下 2cm 为轻度肿大。

（2）中度肿大：脾缘超过肋下 2cm，在脐水平线上为中度肿大。

（3）重度肿大：脾缘超过脐水平或前正中线则为高度肿大，即巨脾。

2. 与脾大有关疾病的特征　检查有无黄疸、贫血、出血点、淋巴结肿大、肝大、蜘蛛痣、肝掌及肝硬化的体征，有无腹壁静脉怒张，有无腹水及双下肢水肿等。怀疑为肿瘤时应注意检查其他腹部肿块情况。

四、辅助检查

1. 实验室检查

（1）血常规检查

1）外周血白细胞计数及中性粒细胞计数增高：细菌感染。

2）白细胞总数轻度增高或正常，淋巴细胞计数增多，异性淋巴细胞达 10% 以上：传染性单核细胞增多症。

3）嗜酸性细胞计数及嗜酸性细胞绝对计数增高：寄生虫病。

4）白细胞异常增多并出现原始和幼稚细胞：白血病。

5）白细胞总数减少：伤寒、疟疾、黑热病、非白血病、荚膜组织胞浆菌病等。

6）脾大，外周血两项或多项血细胞减少：脾功能亢进。

7）外周血或骨髓查见疟原虫：疟疾。

8）外周血或骨髓中性粒细胞查见黏多糖颗粒：黏多糖病。

（2）溶血相关检查：有助于先天性和慢性溶血性贫血的诊断。

（3）尿常规检查

1）尿胆原阳性、血红蛋白尿阳性：溶血性贫血需考虑。

2）尿胆红素阳性、尿胆原阳性：病毒性肝炎致脾大。

3）尿液中见黏多糖颗粒：考虑黏多糖病诊断。

2. 骨髓检查　如骨髓涂片发现多量幼稚细胞、异常网状细胞和淋巴肉瘤细胞有助于诊断白血病、淋巴瘤、噬血细胞综合征等；查见疟原虫及利什曼小体可确诊为疟疾及黑热病；发现戈谢细胞、海蓝细胞等有助于代谢性疾病的诊断。

3. 肝功能检查　可鉴别脾大是否与肝脏疾病有关。

4. 病原体分离及免疫学检查　如血液、骨髓、尿液、粪便等的培养有助于败血症、伤寒等的诊断；结缔组织病可做类风湿因子、狼疮细胞、抗核抗体、抗 DNA 抗体测定等。

5. 特殊检查

（1）B 超检查：脾大在肝肋下不能触及者，可借助 B 超检查确定肿块是否为脾脏。

（2）脾脏穿刺活检、淋巴结肿块活检：有助于淋巴瘤、恶性组织细胞增生症、转移性淋巴瘤等诊断。

（3）X 线及造影检查：有呼吸系统症状者可做胸部 X 线检查，如粟粒状结核；头颅 X 线检查有钙化点有助于嗜酸性肉芽肿的诊断；食管、胃肠道钡餐检查有助于观察有无食管静脉曲张、门脉高压。

五、诊断流程

脾大的诊断流程，见图 9-2-1。

六、治疗原则

多数情况下，脾大是全身性疾病的局部表现，所以应以治疗原发病为前提，以病因治疗为主。

儿科临床决策支持手册

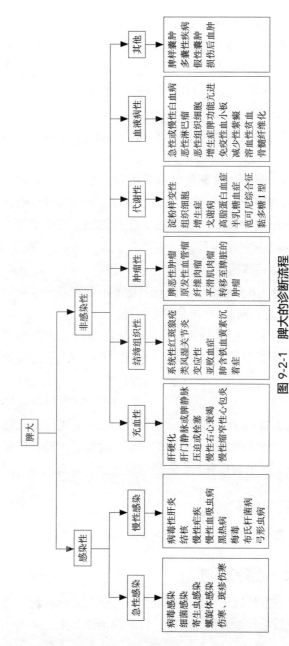

图 9-2-1　脾大的诊断流程

198

1. **治疗原发病** 如感染性脾大主要是抗感染治疗，白血病或肿瘤性疾病主要给予化疗等。

2. **对症治疗** 贫血患儿需要给予输血纠正贫血。

3. **脾切除。**

七、专科转诊指征

1. 肿瘤引起的脾大。

2. 脾大伴有外周血中三系下降或严重贫血。

3. 患儿一般情况较差和 / 或生命体征不平稳。

4. 不明原因的脾大。

（徐艳丽　王天有）

参考文献

1. 廖清奎 . 儿科症状鉴别诊断学 .3 版 . 北京 : 人民卫生出版社 ,2013.

2. LOGAN A, BERUBE C, GOTLIB J.Accessory splenules in autoimmune hemolyticanemia.Am J Hematol,2013,88(2): 156.

3. LAMMERS AJ, DE PORTO AP, BENNINK RJ, et al.Hyposplenism: comparison of different methods for determining splenic function.Am J Hematol,2012,87(5): 484-489.

4. YUSTE JR, BUADES J, GUILLEN EF, et al.Posttraumatic intrathoracic splenosis: from clinical suspicion to noninvasive diagnosis.Am J Med,2014,127(11):3-4.

5. 江载芳，申昆玲，沈颖 . 诸福棠实用儿科学 .8 版 . 北京 : 人民卫生出版社，2015.

第三节　贫血

正常情况下，人体的红细胞维持在一个适当的水平以满足组织对氧的需要。组织缺氧可以刺激促红细胞生成素的产生（在肾脏），进而促进骨髓中成熟红细胞的产生。骨髓中的前体红细胞经过 3～5 天成熟为网织红细胞后释放入外周血，24～48 小时后网织红细胞成为成熟红细胞，在外周血中循环约 120 天，最后在脾、肝和骨髓的网状内皮细胞被清除，而血红蛋白清除的副产物是胆红素。

贫血是指外周血中单位容积内的红细胞数或血红蛋白量低于正常。它可以通过比较患者与其相同年龄及性别的血红蛋白水平来诊断（表 9-3-1）。诊断标准为血红蛋白或血细胞比容低于同年龄、同性别平均值的 2 个标准差（95% 可信区间）。根据外周血血红蛋白量和红细胞数将贫血分为轻、中、重、极重四度：血红蛋白 90～120g/L（6 岁以上）、90～110g/L（6 岁以下），红细胞（3～4）$\times 10^{12}$/L 为轻度；血红蛋白 60～90g/L，红细胞（2～3）$\times 10^{12}$/L 为中度；血红蛋白 30～60g/L，红细胞（1～2）$\times 10^{12}$/L 为重度；血红蛋白 < 30g/L，红细胞低于 1×10^{12}/L 为极重度。贫血本身不是一种疾病，而是疾病过程中的表现，且能加剧其他器官的功能障碍。

表 9-3-1 婴幼儿及儿童期贫血参考值

年龄	血红蛋白（g/dl）		血细胞比容（%）	
	均值	参考范围	均值	参考范围
脐带血	16.8	13.7 ~ 20.1	55	45 ~ 65
2 周	16.5	13 ~ 20	50	42 ~ 66
3 个月	12.0	9.5 ~ 14.5	36	31 ~ 41
6 个月至 6 岁	12.0	10.5 ~ 14	37	33 ~ 42
7 ~ 12 岁	13.0	11 ~ 16	38	34 ~ 40
成年				
女性	14.0	12 ~ 16	42	37 ~ 47
男性	16.0	14 ~ 18	47	42 ~ 52

一、病因及分类

按发病原因可以分为三类：

1. 红细胞或血红蛋白生成减少

（1）造血物质缺乏：小细胞低色素性贫血，如缺铁性贫血、维生素 B_6 缺乏等；巨幼细胞性贫血，如叶酸缺乏、维生素 B_{12} 缺乏等。

（2）造血障碍：再生障碍性贫血，包括特发性和继发性两种；纯红细胞再生障碍性贫血，包括先天性和获得性两种；感染、炎症和肾脏病等慢性疾病所致贫血；恶性肿瘤和白血病等骨髓浸润所致贫血；先天性红细胞生成异常性贫血；重金属中毒，如铅中毒等。

2. 溶血性贫血

（1）细胞内在因素

1）红细胞膜缺陷：如遗传性球形细胞增多症、

遗传性椭圆形细胞增多症、阵发性血红蛋白尿、皱缩红细胞增多症等。

2）红细胞酶缺陷：如 6- 磷酸葡萄糖脱氢酶缺陷、丙酮酸激酶缺乏症和己糖激酶缺乏症。

3）血红蛋白合成异常：如地中海贫血。

（2）细胞外在因素

1）免疫性因素：如新生儿溶血症（ABO、Rh 或其他血型不合）、自身免疫性溶血性贫血（原发性与继发性）和药物性免疫性溶血性贫血。

2）非免疫性因素：如化学毒物、肝豆状核变性、感染（疟疾、梭状芽孢杆菌属等）、微血管病（DIC、溶血尿毒综合征、血栓性血小板减少性紫癜）、机械性溶血性贫血等。

（3）其他：脾功能亢进等。

3. 失血

（1）慢性失血：如溃疡病出血、钩虫病、肠息肉出血、特发性含铁血黄素沉着症。

（2）急性失血：如外伤大出血或出血性疾病等。

▌二、病史线索

贫血儿童的评估首先是进行全面的病史采集，症状的程度、既往史、家族史、饮食史和发育史可能为贫血病因提供重要线索。

1. 症状

（1）症状的发作和严重程度：贫血的常见症状包括嗜睡、心动过速和苍白。婴儿可表现为易激惹和经口摄入不良。由于机体的代偿能力，与同等 HGB 水平的急性贫血患儿相比，慢性贫血患儿可能仅有少数症状或没有症状。

（2）溶血症状：尿色改变、巩膜黄染或黄疸提示可能存在溶血性疾病。仅见于男性家族成员的溶血发作可能提示存在性连锁遗传病。

（3）出血症状：应回顾胃肠道出血相关的具体问题，包括粪便颜色的改变、粪便中血液的识别和肠道症状史。严重或长期鼻出血也可能导致失血或缺铁性贫血。对于青少年女性，应询问月经史，包括出血持续时间和出血量。严重鼻出血或月经过多应怀疑有潜在出血性疾病。对于有胃肠道出血症状的患者，应明确有无炎症性肠病、肠息肉、结直肠癌、遗传性毛细血管扩张症、血管性血友病、血小板异常和血友病的家族史等。

2. 既往史

（1）贫血及黄疸史：应回顾既往全血细胞计数，如果既往有贫血发作，应描述其特征（包括持续时间、可能的诱因、治疗和缓解情况）。新生儿时期有高胆红素血症史支持先天性溶血性贫血的可能。

（2）潜在疾病：注意是否来往于地方性传染病（如疟疾、肝炎和结核病）地区的旅行，应回顾近期的疾病以查找贫血是否因感染所致。慢性腹泻或肠切除术后可导致营养吸收不良。

3. 药物和毒素暴露史
应回顾当前和过去的用药情况。如：服用抗疟药和磺胺类抗生素等药物或食用蚕豆等含有氧化剂的食物所诱发的溶血性贫血，提示患者有患有 G-6-PD 缺乏症的可能；而氯霉素等药物可导致造血障碍所致贫血；青霉素、磺胺等则可引发免疫性溶血性贫血；氨甲蝶呤和苯妥英钠可引起叶酸需要量增加，导致巨幼细胞贫血。

4. **家族史** 应识别有黄疸、胆石或脾肿大的家庭成员，有助于识别遗传性溶血贫血。籍贯在我国南方地区的人群 G-6-PD 和地中海贫血的发生率较高。

5. **饮食史** 重点在于评估铁摄入，没有正规添加辅食的 6 个月以上婴儿，或肉量摄入不足的幼儿及青少年都有可能出现铁摄入不足。其次是叶酸和维生素 B_{12} 含量，严格素食的患者或严格素食的母亲母乳喂养的婴儿，有可能存在维生素 B_{12} 缺乏，羊奶喂养的婴儿易出现叶酸缺乏。有异食癖可能是铅中毒或缺铁性贫血。

6. **发育史** 发育延迟可能与铁缺乏、维生素 $B_{12}/$ 叶酸缺乏以及范科尼贫血有关。

▌三、体格检查

1. **生长发育** 有生长发育障碍的患者可能为慢性贫血。有颧、额突出，眼距宽、鼻梁低、下颌骨较大等特殊面貌的患者需考虑慢性溶血性贫血（如重度地中海贫血）。小头畸形可见于范科尼贫血。

2. **营养状况** 营养不良的患者常伴慢性贫血。

3. **皮肤、黏膜** 观察甲床、手掌、结合膜及唇黏膜颜色。

（1）贫血伴有色素沉着可见于先天性角化不良、范科尼贫血；牛奶咖啡斑可见于范科尼贫血；贫血伴蝴蝶斑见于系统性红斑狼疮。

（2）贫血伴有皮肤黏膜出血点或瘀斑：出血性疾病（如 Even 综合征，溶血尿毒综合征）或白血病。

（3）贫血伴黄疸：溶血性贫血。

（4）贫血伴舌炎，见于维生素 B_{12} 缺乏或缺铁性贫血。贫血伴口腔黏膜色素沉着见于 Peutz-Jeghers 综合征所致的消化道失血。

4. 指甲、毛发

（1）指甲菲薄、脆弱，甚至匙状甲提示为缺铁性贫血。指甲上出现米氏线（Mees line，横向的白线），为重金属（如砷、铊）中毒的表现。指/趾甲萎缩见于先天性角化不良。

（2）头发细黄、干稀、无光泽，有时呈毛状：巨幼细胞性贫血。

5. 心脏杂音

感染性心内膜炎、人工瓣膜所致溶血性贫血。

6. 肝、脾、淋巴结

是否肿大。

（1）肝脾大以脾大为主：遗传性溶血性贫血、噬血细胞综合征、疟疾等。

（2）肝、脾、淋巴结肿大：造血系统恶性病变（白血病、淋巴瘤等）。

▌四、辅助检查

1. 血常规检查

红细胞计数、血红蛋白、白细胞及其分类计数、血小板和网织红细胞计数对贫血诊断很重要。

（1）血红蛋白、白细胞、血小板、网织红细胞值均低，白细胞分类计数、淋巴细胞增多，血涂片没有发现幼稚或肿瘤细胞，提示再生障碍性贫血。

（2）血红蛋白低、网织红细胞计数极低或为零而白细胞和血小板计数正常提示单纯红细胞再生障碍性贫血。

（3）血红蛋白低、网织红细胞计数明显升高而白细胞和血小板计数基本正常提示溶血性或失血性贫血。

（4）外周血出现原始和早幼粒细胞，原始、幼稚淋巴细胞或原、幼单核细胞者提示为白血病的可能。

2. 外周血涂片检查红细胞形态

（1）如成熟红细胞大小不等，以小细胞为主，且着色较浅，中间淡染区较大者，提示为小细胞低色素贫血，如：缺铁性贫血、地中海贫血、维生素 B_6 缺乏、铅中毒、铁粒幼细胞性贫血等。

（2）红细胞着色深，中心淡染区消失，提示大细胞性贫血，如：巨幼细胞性贫血，如叶酸、维生素 B_{12} 缺乏，骨髓衰竭性疾病等。

（3）小球形红细胞占 5% ~ 10% 以上者多考虑遗传性球形红细胞增生症。球形红细胞也可见于免疫性溶血性贫血、异常血红蛋白病、脾功能亢进等患者。

外周血出现多染性红细胞有豪 - 周氏小体、点彩红细胞、幼稚红细胞和铁幼粒细胞等均提示溶血所致骨髓红系造血旺盛性疾病。

3. 骨髓检查　是诊断血液病的最基本最重要的手段之一。

（1）如原始或异常细胞增高结合临床可诊断为白血病、恶性组织细胞增生症，恶性肿瘤骨髓转移等。

（2）有核细胞明显减少（多在 5% ~ 10% 以下），其他基本正常者提示单纯红细胞再生障碍性贫血。

（3）有核细胞增生活跃，以红系增生为主，粒/红比例倒置者，提示溶血或失血性贫血。

（4）成熟红细胞呈低色素小细胞表现，中、晚幼红细胞胞浆少，铁粒幼细胞和细胞外铁减少者，可考虑为缺铁性贫血。

（5）出现典型巨幼红细胞者结合临床可诊断为巨幼红细胞性贫血。

（6）骨髓查寄生虫和骨髓细胞培养阳性率较高，可有助于病原诊断，亦可行骨髓活体组织检查协助临床诊断。

4. 根据临床、外周血和骨髓资料疑为缺铁性贫血者，应进一步行有关铁代谢的检查：血清铁、血清铁蛋白、总铁结合力、转铁蛋白饱和度、转铁蛋白、红细胞内游离原卟啉等测定；怀疑为大细胞贫血者，可作维生素 B_{12} 和叶酸测定。

5. 临床怀疑为溶血者，应查血胆红素、结合珠蛋白、尿胆原及红细胞脆性实验、Coomb 抗人球蛋白实验，血红蛋白电泳、抗碱血红蛋白定量试验以及红细胞酶，主要是葡萄糖 -6- 磷酸脱氢酶和丙酮酸激酶活性测定等。

▌五、诊断流程

贫血的诊断流程，见图 9-3-1。

▌六、治疗原则

1. **病因治疗** 若为缺铁性贫血需要改善饮食，补充铁剂，常规补充铁剂的剂量为元素铁每日 4～6mg/kg 分次口服，血红蛋白达到正常水平后应继续

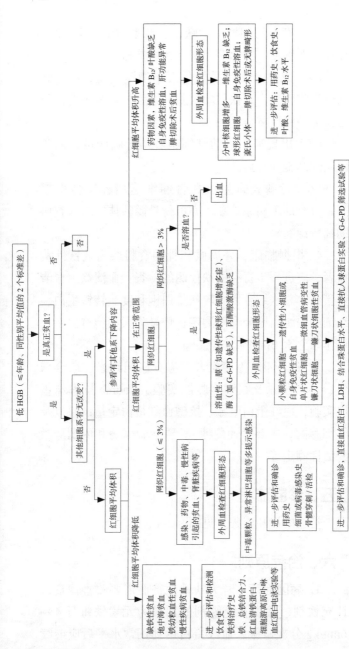

图 9-3-1 贫血的诊断流程

补充 2～3 个月以补充储存铁。维生素 B_{12} 或叶酸缺乏引起的贫血，需改善饮食、补充维生素 B_{12}、叶酸等。

2. 输血治疗 急性失血和急性溶血、血红蛋白低至 50～60g/L 者应立即输血，并视其贫血发生的速度和程度加快输血速度。一般以每次 10ml/kg 为宜。慢性溶血、营养不良性贫血等，贫血发生速度较慢，机体已有一定程度的适应能力，输血不是急症治疗措施。免疫性溶血性贫血输血应慎重，如需输血，可使用经生理盐水洗涤后的同型红细胞以减少补体的作用。

3. 脾切除 遗传性球形红细胞增多症脾切除最有效，先天性溶血性贫血或久治无效的后天性溶血性贫血、再生不良性贫血脾切除也有一定效果。

七、专科转诊指征

1. 怀疑缺铁性贫血，给予铁剂足量治疗 3 周后血红蛋白仍无明显好转；需到血液专科进一步查明病因。

2. 贫血为正细胞性贫血同时合并有其他两系或两系中的一系下降，需转至专科就诊。

3. 合并其他系统，如慢性肾脏病性贫血等，需专科就诊。

4. 怀疑溶血性贫血但临床及常规实验室检查无溶血症者。

（徐艳丽　王天有）

参考文献

1.　申昆玲 . 尼尔森儿科学精要 . 6 版 . 北京：人民卫生出版社 ,2013.

2.　廖清奎 . 儿科症状鉴别诊断学 . 3 版 . 北京：人民卫生出版社 , 2016.

3.　PAMBA A, RICHARDSON ND, CARTER N,et al.Clinical spectrum and severity of hemolytic anemia in glucose 6-phosphate dehydrogenase-deficient children receiving dapsone. Blood,2012,120(20): 4123-4133.

4.　江载芳，申昆玲，沈颖 . 诸福棠实用儿科学 .8 版 . 北京：人民卫生出版社，2015.

☑ 免疫系统

第一节　关节疼痛

　　多种原因导致人体关节及其周围软组织损伤均可导致关节疼痛。关节炎泛指发生在人体关节及其周围组织，由炎症、感染、退化、创伤或其他因素引，起的炎性疾病。前者仅为患者的主观感受，后者除了疼痛外，需同时存在客观体征，如关节的红、肿、热、功能障碍及关节畸形等，严重者导致关节残疾、影响患者生活质量。

　　关节疼痛的原因很多，关节炎症是导致关节疼痛的主要原因。关节炎的病因也极其复杂，主要与自身免疫反应、感染、代谢紊乱、创伤、退行性病变等因素有关。根据病因临床上可将关节炎分为反应性、化脓性、骨性、类风湿性、痛风性、风湿性等。

　　关节疼痛常被作为家长带孩子前来就诊的主诉。当家长发现孩子出现关节痛时通常会认为孩子患了关节炎，出现紧张焦虑，此时临床医生需注意鉴别孩子是否真正关节疼痛，有无客观体征及伴随症状，然后进一步排查关节疼痛的原因，与家长沟通以消除焦虑心理。

　　首先判断孩子是否真正关节部位疼痛，有时因为孩子年龄因素，对于疼痛的定位欠准确，可能把四肢长骨或肌肉疼痛当作关节痛；其次需要判断疼痛的关节部位是否出现客观体征，如是否伴随关节发红、肿胀、皮温增高、活动受限甚至关节畸形等，以初步判断孩子仅是关节疼痛还是关节炎；同时，临床医生还应观察孩子的全身情况及伴随症状，如有无发热、皮疹、其他系统症状、近期有无消瘦等，还应注意询问近期有无外伤等损伤因素。

一、病史线索

1. 近期有无外伤等导致关节损伤等原因，以排除外伤性关节炎。

2. 询问关节疼痛的性质和特点，疼痛有无规律，白天活动后疼痛或夜间疼痛为主，如为生长发育期孩子，夜间关节疼痛为主，白天玩耍如常，且一般情况好，无关节客观体征等，在除外病理因素后考虑生长痛可能。

3. 注意询问孩子关节疼痛发生的时间、持续时间，如为短期疼痛，疼痛发生于承重的大关节如髋关节、膝关节等，且病前有上呼吸道感染等诱因，反复发作，超声提示滑膜增厚、关节腔积液等特点应警惕髋或膝关节滑膜炎。

4. 观察关节疼痛部位的客观体征，如同时合并关节发红、肿胀、皮温增高、活动受限，应考虑为关节炎，进一步检查明确关节炎的病因。

5. 询问孩子病前有无感染史，如关节疼痛发生在发热、咽痛等呼吸道感染之后，应检查血常规、抗链球菌溶血素 O 试验、血沉、关节彩超等，如抗体滴度明显增高、血沉增快应考虑链球菌感染后反应性关节炎。如同时合并眼部及尿路病变等支持诊断。

6. 如为游走不固定的关节疼痛，合并发热等链球菌感染症状，还应注意检查患儿有无心脏改变、神经系统并发症等，行心电图及心脏超声、脑电图及

MRI 等检查，异常者提示风湿热、风湿性关节炎，同时注意有无风湿性心脏炎或舞蹈症。

7. 关节疼痛为局限性，病程短，疼痛剧烈，伴关节红、肿、热、痛等，血常规检查显示白细胞增高、中性粒细胞增高，血沉增快等，提示可能为化脓性关节炎。

8. 除关节疼痛外，观察孩子是否有全身感染症状，如是否合并长期低热，近期有无消瘦、盗汗，有无结核病接触史等，并做相应肺 CT、关节影像学检查明确是否为结核性关节炎。

9. 关节疼痛如为持续性进展，病程反复迁延，且伴随发热、皮疹，累及多个关节肿胀、发红、活动受限等，行相关检查除外感染性关节炎及肿瘤性疾病后，应考虑幼年特发性关节炎等自身免疫性疾病。

10. 关节疼痛还常作为全身性疾病的表现之一，临床医生应注意患儿是否存在双下肢紫癜样皮疹、腹痛、血尿及蛋白尿，确定是否为过敏性紫癜关节型；注意是否合并发热、眼红、皮疹等，以除外川崎病等；如患儿合并肝脾大、营养发育异常、特殊面容等，注意遗传代谢性疾病；如剧烈骨关节疼痛伴发热、贫血、出血，应注意血常规改变，行骨髓穿刺除外白血病等肿瘤性疾病，同时应注意骨关节本身的肿瘤；如果自幼有反复呼吸道感染，存在慢性肺病变，应详细询问家族史，可能提示原发性免疫缺陷性疾病。

▌二、体格检查

1. 关节疼痛应进行全面细致的体格检查，充分暴露疼痛关节，观察关节局部有无发红、肿胀、出血、皮温增高，双侧关节痛是否对称等。

2. 检查疼痛关节的个数及每个疼痛关节的活动度，尤其应观察被动运动时孩子是否有痛苦表情，记录相应关节活动度。了解两侧肢体是否对称、等长，是否有关节积液，如膝关节的浮髌试验，是检查关节积液的常用方法。

3. 注意观察患儿就诊时的步态，如鸭行步态、跳跃步态、痉挛性步态等，是否跛行；某些关节病变可有关节活动时弹响，初步判断关节疼痛的严重程度。

4. 检查皮肤有无皮疹，如过敏性紫癜、川崎病或系统性红斑狼疮等皮疹。

5. 检查心脏情况、肝脾大小，有无眼部充血、尿道口发红及分泌物等。

6. 评估生长发育情况，有无特殊面容等慢性遗传代谢性疾病。

7. 检查关节局部及周围有无出血，有无贫血，有无慢性皮肤感染、肺部感染等。

▌三、辅助检查

1. **血液分析** 初步判断关节疼痛的性质，为感染性或非感染性疾病；有无异常白细胞、贫血及血小板减少。

2. **红细胞沉降率及 C 反应蛋白检查** 联合血常

规检查初步判断关节疼痛的性质，为感染性或非感染性，炎症性或非炎症性。

3. 其他生化及血清学检查

（1）抗链球菌溶血素 O 试验（抗 O）：链球菌感染后的 IgG 型抗体可在人体血清中存在 3 ~ 6 个月，抗体滴度增高可以作为链球菌感染的证据，应警惕反应性关节炎或风湿性关节炎。

（2）生化检查：如果发现球蛋白异常增高，注意自身免疫性疾病；反之则应注意除外免疫缺陷病；尿酸增高注意痛风性关节炎。

（3）类风湿因子：除幼年特发性关节炎多关节型及部分系统性红斑性狼疮可有阳性外，儿童其他关节炎阳性率较低。

（4）免疫球蛋白、补体及自身抗体等检查：怀疑自身免疫性疾病如系统性红斑狼疮时可发现 IgG 等异常增高，补体 C3 下降，抗核抗体阳性等。

（5）抗环瓜氨酸肽抗体：是幼年特发性关节炎预后不良的指标。

（6）结核相关血清学检查：如 γ 干扰素释放实验，结核性关节炎时多呈阳性。

（7）凝血相关检查：可发现出血性疾病如血友病所致关节炎。

4. 影像学检查

（1）X 线检查：可判断有无关节外伤后骨折或骨质破坏，初步判断关节间歇有无增宽或狭窄，有无关节腔积液。

（2）关节超声检查：简易的无创性检查，对于判断有无关节滑膜增生，关节腔积液以及关节破坏有鉴别意义，如反复出现髋、膝关节的滑膜增生及积液，往往提示髋、膝滑膜炎。

（3）关节 CT 检查：作为 X 线检查的补充，可进一步发现轻微骨关节骨质破坏及关节腔情况、关节周围软组织肿胀及损伤等。

（4）关节 MRI 检查：可发现骨关节及骨髓腔病变，如合并骨髓水肿，除外年龄因素后需警惕幼年特发性关节炎；同时可以鉴别感染性骨髓炎。

5. **骨密度检查** 可以评估患儿是否合并骨量不足、骨质疏松等，作为辅助诊断生长痛或补充钙剂的依据之一。

6. **关节腔穿刺检查** 针对关节肿胀，超声提示关节腔积液时，可以考虑行关节腔穿刺抽液，根据关节液的成分判断是否感染，培养可获得感染病原，鉴别是否为肿瘤或出血等。

7. **关节腔镜检查** 用于滑膜增生等切除滑膜、滑膜活检、外伤后手术修补等。损伤小，恢复快，可以肉眼直接观察关节内结构变化。

8. **骨髓穿刺检查** 怀疑幼年特发性关节炎时需行骨髓穿刺检查，除外血液系统肿瘤；疑诊血液系统疾病时本检查为重要的检查手段。

▌四、诊断流程

关节疼痛的诊断流程，见图 10-1-1。

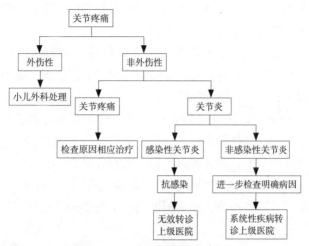

图 10-1-1　关节疼痛的诊断流程

▌五、治疗原则

鉴于儿童关节疼痛病因的多样性，治疗主要根据不同的病因选择不同的治疗方案。

处于生长发育期的儿童出现生长痛，在排除其他病理因素的同时主要对家属进行解释及安抚，严重者可适当补充钙剂；反应性关节炎可抗感染后观察随访；滑膜炎者抗感染后严格制动，随访关节超声检查；诊断感染性关节炎需严格抗感染，尤其是化脓性骨关节炎伴随骨髓炎者，抗感染疗程需延长至 4～8 周，结核性关节炎疗程长达 6～12 个月；如为全身性疾病合并的关节疼痛或关节炎，需按照原发疾病处理原则进行治疗。其中有些疾病需要在风湿免疫、感染、血液或骨科进行专科治疗。

六、 专科转诊指征

1. 严重骨关节结核。

2. 严重风湿性关节炎合并风湿性心脏炎、舞蹈病等。

3. 全身性风湿性疾病，如幼年特发性关节炎、系统性红斑狼疮等。

4. 遗传代谢性疾病合并关节炎。

5. 血液系统疾病合并关节炎。

6. 原发免疫缺陷病合并关节痛或关节炎。

7. 其他系统严重外科疾病合并关节痛或关节炎。

（唐雪梅　赵晓东）

参考文献

1. 栗占国，唐福林. 凯利风湿病学. 7版. 北京：人民卫生出版社，2006.

2. PETTY RE, LAXER RM, LINDSLEY CB. Textbook of Pediatric Rheumatology. 7th ed. Philadelphia: Elsevier Saunders, 2015.

第二节 特殊皮肤征象

不同疾病可有特殊的皮肤征象，本节主要介绍儿童风湿免疫性疾病中常见的特殊皮肤征象。

一、病史线索

1. **发热病史** 发热与皮疹的关系可为疾病的诊断提供线索。如淡红色斑丘疹伴弛张热，并随体温升降而出现或消退，提示全身型关节炎。川崎病的皮疹、渗出性多形性红斑、结节性脂膜炎的皮下小结、系统性血管炎等，常伴有发热。持续或反复发作的发热病史，伴皮疹，需考虑自身炎症性疾病。

2. **前驱感染病史** 部分风湿性疾病，如风湿热、过敏性紫癜等，病前数周常有呼吸道前驱感染病史。支原体感染可诱发渗出性多形性红斑等。

3. **反复感染病史** 如湿疹、血小板减少伴反复感染的男童，需考虑 Wiskott-Aldrich 综合征。湿疹、冷脓肿伴反复肺部感染，提示高 IgE 综合征可能。难治性湿疹、传染性软疣伴反复感染，考虑 DOCK8 原发性免疫缺陷综合征。典型斑丘疹、水疱、苔藓样皮疹、色素沉着三期皮损，伴外胚层发育不良、反复感染，提示 NEMO 蛋白缺陷等。

4. **药物史** 非甾体抗炎药、某些抗生素等可诱发渗出性多形性红斑，抗癫痫药物可继发 Stevens-Johnson 综合征。

5. **系统询问** 皮疹伴多系统损害的学龄期儿童，特别是女孩，应考虑系统性红斑狼疮可能。过敏性紫癜可伴有腹痛、血便病史等。

6. **皮疹情况** 特定的皮疹形态与分布常提示某种可能的疾病。颊部不累及鼻唇沟的蝶形红斑，需考虑系统性红斑狼疮。眶周紫罗兰色向阳疹、颈部 V 领征、关节伸面 Gotrron 征，都提示幼年型皮肌炎。双下肢伸侧对称分布的非血小板减少性可触性紫癜，考虑过敏性紫癜。四肢、躯干痛性皮下小结伴皮肤表面凹陷，多提示结节性脂膜炎等。

■ 二、体格检查

1. **全身症状** 部分风湿性疾病如系统性红斑狼疮、皮肌炎等，常伴有发热、乏力、不适、脱发、厌食等。

2. **黏膜、淋巴结检测** 除特殊皮肤征象外，川崎病、全身型关节炎等常伴有淋巴结肿大。川崎病还表现有结膜充血、唇皲裂、杨梅舌等黏膜病变。

3. **脏器检查** 风湿热可导致心脏炎。全身型关节炎、中小血管炎等可伴有肝脾大。过敏性紫癜可导致肾脏损害。系统性红斑狼疮伴有多脏器损害。部分风湿性疾病及羟氯喹等药物的使用，需规律检测眼睛情况。

4. **关节肌肉检查** 有无关节肿胀、关节活动受限。风湿热、全身型关节炎、系统性红斑狼疮等，可伴有关节炎、关节痛。皮肌炎常伴不同程度的近端肌群对称性无力。

5. **皮疹检查** 注意皮疹的形态、分布、大小、颜色、出疹及消退的过程等，不同的风湿性疾病呈现不同的皮疹表现。

（1）风湿热：表现为环形红斑和皮下小结。环形或半环形、边界清楚但不规则的粉红色皮疹，可呈多形性，常见于躯干部及四肢近端屈侧，不遗留脱屑及色素沉着。皮下结节多发生在大关节伸面，附着于肌腱及骨膜，活动无粘连，表面无红肿，质硬，无压痛。

（2）全身型关节炎：淡红色斑疹，可逐渐扩大融合成片，分布于全身，以躯干及肢体近端多见。特征是发热时明显，随体温升降而出现或消退。

（3）系统性红斑狼疮：蝶形红斑和盘状红斑为特征性皮疹。前者表现为扁平或高起的固定红斑，边缘清晰。炎性渗出加重时可见水疱、痂皮。皮疹位于两颊和鼻梁，但不累及鼻唇沟。后者为片状隆起红斑，边界清楚，表面附有角质脱屑和毛囊栓，有时伴有陈旧性萎缩、色素沉着或减退。

（4）新生儿狼疮：皮疹表现为高出皮面的不规则圆形暗紫红色皮疹，中央色淡，表面可有鳞屑样改变。累及颜面部，眶周最常见，还可见于头皮、躯干、四肢伸侧及手足掌面等。

（5）皮肌炎：向阳疹、V领征和Gottron征为特征性皮损。前者表现为面颊和眶周为中心的弥漫性紫罗兰皮疹伴轻度浮肿，边界常不清晰。V领征又称作披肩样皮疹，指暴露部位如颈部和上胸部领口处的弥漫性或局限性暗红色斑，轻重程度及持续时间不等，消退后可留色素沉着。掌指、指间关节、肘或膝关节伸面的鳞状红斑为Gottron征。近年还报道了指间关节、掌指关节掌侧的反Gottron征，常伴有MDA5抗体阳性，可能提示间质性肺病的风险升高。

（6）川崎病：皮疹可表现为弥漫性充血性斑丘疹、多形性红斑或猩红热皮疹，常在病初1周内出现，多分布于躯干部，但无疱疹及结痂，1周左右消退。

（7）过敏性紫癜：反复出现的紫癜样皮疹为主要特征。四肢或臀部对称性分布，以伸侧为主，可扩散至面部及躯干部，少数男性患儿可出现阴囊、阴茎部、龟头紫癜样皮疹。部分紫癜可融合成片，少数重症患儿可出现大疱伴出血性坏死。皮疹一般在数周后消退，可遗留色素沉着，也可反复出现。

（8）渗出性多形性红斑：严重者称为Stevens-Johnson综合征，皮疹初为不规则红斑，散在或融合，逐渐离心性扩大，进展为外圈鲜红而中心色淡的靶样红斑，为本病特征性损害。也可见斑疹、丘疹、荨麻疹、疱疹。疱疹破裂后形成溃疡，严重者融合成片，伴大量浆液性渗出、糜烂。皮疹可发生于身体各个部位。

（9）结节性脂膜炎：皮损主要表现为痛性皮下小结，多见于双下肢，也可出现于前臂、躯干，甚至面部，伴触痛。受损皮肤可出现红斑和水肿。少数患儿的皮下结节可发生液化坏死，局部皮肤破溃。

（10）银屑病：皮疹以红斑、较厚鳞屑为特点。寻常型银屑病的典型皮疹为红色斑丘疹，表面覆盖银白色鳞屑。

（11）其他系统性血管炎：如结节性多动脉炎、肉芽肿性多血管炎、嗜酸性肉芽肿性多血管炎、显微镜下多血管炎等，皮损可表现为可触性紫癜、网状青斑、皮下结节、溃疡等。

▋三、辅助检查

1. **血常规检查**　红细胞、血小板、淋巴细胞减少及贫血等，可为自身免疫性疾病的表现。

2. **尿常规检查**　有蛋白尿、血尿，提示肾脏损害。

3. **炎症指标检查**　C 反应蛋白、血沉可提示疾病炎症程度。随访监测血沉可辅助检测系统性红斑狼疮、关节炎的严重程度 / 活性。细菌感染或血管炎等存在时 C 反应蛋白较高。

4. **生化检查**　反映疾病的病理损害。如导致肌肉炎症或破坏的类风湿疾病如皮肌炎，可有肌酶升高。

5. **免疫学检查**　免疫球蛋白、补体检测：部分风湿性疾病伴免疫球蛋白 IgG、IgM 等升高，补体 C3、C4 降低。自身抗体检测：自身抗体是风湿性疾病的重要特征之一，部分疾病标志性抗体、疾病特异性抗体的检测对风湿性疾病的诊断有较大帮助。

6. **遗传学检查**　人白细胞抗原 HLA 分析对于明确药物相关性皮疹和某些风湿性疾病的诊断有价值。

7. **微生物学检查**　用于感染性病原学检测，根据病情做相应的分泌物、皮疹液的培养、血清学检测。

8. **组织学检查**　对于原发病不清、诊断困难的皮肤病变及血管炎等，可行皮肤活检协助诊断。

9. **影像学检查**　对疾病病情的评估有帮助。如超声心动图评估川崎病有无冠状动脉扩张；超声检测关节、血管累及情况；MRI 评估皮肌炎肌肉受累程度等。

▌四、治疗原则

明确病因后，根据不同专科疾病相应处理，提倡多学科合作治疗。

▌五、专科转诊指征

风湿免疫性疾病专科性较强，常可累及多个脏器，特殊皮肤征象往往只是其中的表现之一。经初步评估后，若考虑为专科疾病，建议转诊专科治疗。

（毛华伟　赵晓东）

参考文献

1. 江载芳, 申昆玲, 沈颖. 诸福棠实用儿科学. 8 版. 北京: 人民卫生出版社, 2015.
2. 中华医学会儿科学分会. 儿科免疫系统疾病诊疗规范. 北京: 人民卫生出版社, 2016.
3. TSCHUDY MM, ARCARA KM. The Harriet Lane Handbook. 19th ed. Philadephia: Elsevier Mosby, 2012.

第三节 反复感染

儿童反复感染是引起家长焦虑的常见原因。多数情况下，环境因素变化如新近进入托幼机构或学校，发生的复发性轻症感染，并不提示存在基础疾病。但是，当免疫系统发生先天缺陷，或罹患其他系统性、局部性基础性疾病时，可引起复发性感染，感染通常较为严重。多种诊断工具可用于评估复发性感染，感染部位、严重程度、复发频次、病原学诊断对指导临床医师作出适当治疗和管理决定十分重要。尤其是原发性免疫缺陷等罕见疾病，特别有赖于初诊医师及时怀疑、确诊，以便启动针对性治疗和全生命周期管理，以确保患儿生命与健康。

一、病史线索

严重持续的感染、具有与正常同龄儿童显著不同感染特征均提示临床医生应怀疑基础疾病，并进行必要的相关检查，包括免疫学检查。

1. **反复发热** 反复发热不一定提示感染，但感染是发热重要原因。呼吸道感染最为常见，年幼儿常出现病毒感染，各年龄均可出现窦肺感染。其他各脏器也可为感染初次累及器官，如消化系统、泌尿系统等黏膜部位。如果发热呈现周期性特征，则应怀疑自身炎症综合征（非感染）或周期性中性粒细胞缺乏症。

2. **呼吸道感染** 由于呼吸道与外界相通，呼吸道感染频发。CD4$^+$T 细胞在抗感染免疫应答中具有基础性作用，抗体缺陷也易出现复发性中耳感染、窦肺感染和气道结构破坏。导致呼吸道感染的病原体寻找和鉴定对判断反复感染和基础疾病病因十分重要，抗体缺陷为主的原发性免疫缺陷病易患肺炎链球菌、流感嗜血杆菌等荚膜细菌感染；原发吞噬细胞缺陷则易患细菌、真菌和分枝杆菌感染；联合免疫缺陷感染病原构成则极为复杂，包括细菌、真菌、结核分枝杆菌、病毒、寄生虫等。囊性纤维化可同时伴有少汗及胰腺功能不全。一些复杂性中耳炎可能与胃食管反流有关，复发性中耳炎或慢性中耳炎伴积液者的胃食管反流发病率更高。气道先天异常导致下呼吸道反复感染，部分反复下呼吸道感染者可发现气管软化和 / 或支气管软化。气道过敏性疾病与呼吸道感染可能互为因果，导致呼吸道感染频次显著增加。

3. **慢性腹泻** 多种基础疾病导致腹泻迁延或慢性化，原发性免疫缺陷病是其中重要原因。即便原发性免疫缺陷病发生的慢性腹泻，其病因也并非都是感染，非感染病因也较为常见。腹泻的诸多并发症如吸收不良综合征、蛋白质 - 能量营养不良等，常是危及患儿生命和生存质量的重要因素。

4. **对抗感染治疗的应答** 对传统治疗没有反应的严重感染提示较严重的免疫系统潜在缺陷。静脉使用抗生素并非常规感染治疗手段，但如果只有用静脉抗生素才能控制感染，通常提示中性粒细胞数量或功能缺陷。

5. **复发尿路感染** 尿路感染是儿童时期第二常见的细菌感染。反复尿路感染可能提示尿路先天结构异常、固有免疫功能缺陷或补体系统缺陷。

6. 新近进入托幼机构或学校 生活环境改变使免疫功能健全儿童接触病原体机会增多，此时机体免疫记忆应答尚未完全建立，因而易出现繁复轻症感染，以反复感冒为主要表现。

7. 喂养史 厌食、偏食和消化系统疾病导致的营养不良、微量营养素缺乏可导致继发性免疫缺陷，明显增加感染频次。

8. 遗传性疾病家族史 是否具有囊性纤维化、纤毛运动不良、原发性免疫缺陷等疾病家族史。近亲婚配可使常染色体隐性遗传疾病发病风险大幅度增高。

二、体格检查

1. 一般情况 生长发育明显延迟或停滞，是原发性免疫缺陷病常见的就诊主诉。营养状况极差往往提示存在基础疾病，营养状况较差则可能是营养因素导致的继发性免疫功能缺陷。

2. 特殊面容 多种遗传病包括拷贝数变异和单基因疾病均可出现特征性面容，如前额突出、耳位降低、鼻梁塌陷等。

3. 慢性肺病相关体征 部分原发性免疫缺陷病发生的慢性肺病临床表现可不典型，缺乏肺部体征，但可见杵状指/趾等慢性缺氧表现。

4. 淋巴器官异常 X连锁和常染色体无丙球血症患儿无法扪及浅表淋巴结，扁桃体不可见；脾大可见于自身免疫淋巴增生综合征、X连锁淋巴增生综合征及P110D过度活化综合征等原发性免疫缺陷病。

▌三、辅助检查

遇有反复感染儿童，应首先依据临床信息进行初步分析判断，大多数并不需要进行辅助检查。如怀疑基础疾病，可根据临床提示选择相关检查。当怀疑原发性免疫缺陷病时，则必须进行免疫功能评估。免疫功能评估应首先进行筛查实验，然后根据筛查实验结果和感染类型等临床资料提示进行研究深入分析，以便最后明确病因。

原发性免疫缺陷病筛查包括：

1. **全血细胞计数和分类**　可提示中性粒细胞先天缺陷和伴有淋巴细胞绝对计数明显降低的联合免疫缺陷。

2. **血清免疫球蛋白水平**　包括 IgG、IgA、IgM、IgE 等，对抗体缺陷和联合免疫缺陷均有提示价值。

3. **外周血淋巴细胞绝对和分类计数**　T 细胞缺陷的部分疾病可伴有明显的淋巴细胞亚群数量异常，采用流式细胞术对各群淋巴细胞进行计数是临床诊断联合免疫缺陷病重要依据。

4. **四唑氮蓝实验或二氢罗丹明呼吸暴发实验**可用于中性粒细胞功能缺陷筛查，简单易行且准确。

5. **总补体活性**　怀疑某一补体成分缺陷时可选用。

以上筛查实验出现异常时，可进一步行免疫专科检查（包括功能学分析和遗传学诊断等）明确诊断。

▌四、筛查标准

1. 一年内有四次或四次以上新发耳部感染。

2. 一年内两次或两次以上严重鼻窦感染。

3. 两个月或两个月以上的抗生素治疗，效果甚微。

4. 一年内两次或两次以上肺炎。

5. 婴儿不能正常增重或生长。

6. 复发性深部皮肤或器官脓肿。

7. 口咽持续性鹅口疮或皮肤真菌感染。

8. 需要静脉注射抗生素以清除感染。

9. 两个或更多的深层感染，包括败血症。

10. 原发性免疫缺陷病家族史。

原发性免疫缺陷病导致的反复感染还需和诸多疾病鉴别，如断囊性纤维化、纤毛运动障碍、α_1-抗胰蛋白酶缺乏症、胃食管反流、人类免疫缺陷病毒感染等。

▌五、治疗原则

1. 良好的营养、睡眠和锻炼可能对大多数复发性感染患儿有益。定期洗手、锻炼和合理使用各种卫生措施有助于防止呼吸道和胃肠道感染的传播。

2. 抗体缺陷如 X 连锁无丙球血症、常见变异免疫缺陷、高 IgM 综合征需要终身免疫球蛋白替代治疗，可通过静脉和皮下给药。联合免疫缺陷患儿不仅需要免疫球蛋白替代治疗，还需要给予不同的抗生素预防感染，最终通过造血干细胞移植根治疾病。

3. 中性粒细胞缺陷如慢性肉芽肿病，根治有赖于造血干细胞移植，但在移植前的保守治疗期，给予伊曲康唑预防真菌和甲氧苄啶/磺胺甲噁唑预防其他感染十分重要。γ干扰素可改善慢性肉芽肿病患儿的呼吸暴发。

4. 囊性纤维化患儿，吸入雾化高渗盐水可增加黏液纤毛清除率，同时使用抗生素治疗和胸部物理治疗。纤毛运动障碍患儿应积极抗生素治疗、胸部物理疗法使用和支气管扩张剂。

5. 由基层医师和专科医师组成的治疗团队对患儿的长期管理十分重要，必须仔细监测、动态分析患儿的感染状况和对治疗的反应程度，以决定是否调整治疗策略。

六、专科转诊指征

反复感染怀疑存在各种复杂疑难基础疾病时，应转专科治疗。

（赵晓东）

参考文献

1. MARSHALL GS. Prolonged and recurrent fevers in children. J Infect,2014,68:583-593.

2. LEHMAN H, HERNANDEZ-TRUJILLO V, BALLOW M. Diagnosing primary immunodeficiency: a practical approach for the non-immunologist. Curr Med Res Opin,2015,31:1-10.

第十一章

☑ 感染

第一节 不明原因发热

发热（fever）是指体温超过一天中体温波动的上限。不明原因的发热（fever of unknown origin，FUO）为儿童疑难病症中最常见的疾病群。在成人FUO是指发热（体温 > 38.4℃）持续3周或以上，至少住院1周后仍未确定病因。但儿童FUO一直没有严格的定义，不同病例系列研究中关于发热持续时间的纳入标准有所不同，一般认为儿童FUO是指儿童体温 ≥ 38.3℃至少持续8天，且进行了包括详细病史采集、体格检查及初步实验室评估在内的初步评估后仍没有得出明确的诊断。

一、病因

儿童FUO最常见的三类病因为感染性疾病、风湿免疫性疾病和肿瘤。其中感染性疾病和风湿免疫性疾病是儿童FUO最常见的病因，肿瘤性疾病相对少见，并通常有发热以外的其他临床表现。有一些FUO的原因不符合上述分类，如药物热、伪热、中枢神经系统功能障碍及其他原因。

（一）感染

1. **全身感染** 包括细菌、真菌、病毒、支原体、衣原体、立克次氏体、原虫等各种病原体的感染。随着目前对发热早期广泛抗生素的应用，应特别注意以下特殊类型的感染：

（1）特殊的细菌感染：包括沙门氏菌、布鲁氏菌、土拉菌及分枝杆菌等。特别是结核感染仍是儿童感染性 FUO 的重要病因，尤其是在经济不发达、卫生条件相对落后的国家和地区。非结核分枝杆菌感染也可引起播散性感染和 FUO，更常见于免疫缺陷的儿童。

（2）特殊的病毒感染：包括 EB 病毒（急性或慢性活动性感染）、巨细胞病毒、微小病毒 B19、肠道病毒、腺病毒、肝炎病毒、虫媒病毒等。

（3）其他病原体感染：弓形虫等也是常见的引起儿童 FUO 的病原；对继发的细胞免疫缺陷病的患儿，要重视艾滋病病毒感染的可能；近来由汉赛巴通体（Bartonella henselae）感染引起的猫抓病为 FUO 儿科病例的常见原因，依据血清学检查或淋巴结、肝、骨髓病灶活检可确诊；钩端螺旋体病、附红体病及疟疾等也是 FUO 可能的原因。

2. **局部感染**　一些特殊部位的局灶感染往往不易被发现，应注意仔细寻找隐蔽的部位，包括特殊类型的上呼吸道感染，如鼻窦炎、乳突炎、慢性复发性中耳炎、慢性咽炎、慢性扁桃体炎、扁桃体周围脓肿等；骨与关节感染、感染性心内膜炎、腹腔内脓肿、肝脏感染及尿路感染等。

（二）风湿免疫性疾病

1. **风湿性疾病**　川崎病是婴幼儿 FUO 的主要原因之一；幼年特发性关节炎特别是全身型（Still 病）、系统性血管炎、白塞病、结节性红斑、脂膜炎、幼年型皮肌炎及系统性红斑狼疮是引起儿童 FUO 的常见风湿性疾病。

2. **原发性免疫缺陷病**　近年来，由于原发性免疫缺陷病反复感染造成的长期发热逐渐被认识，特别是自身炎症性疾病，表现为反复发热和炎症指标升高，是长期反复发热特别是周期性发热的主要原因；临床除发热外常伴有皮疹、浆膜炎（胸膜炎或腹膜炎）、关节炎、脑膜炎、葡萄膜炎，以及淋巴结肿大和脾大等；此类疾病的最终确诊常需要临床表现结合基因检查结果；较常见的疾病包括：家族性地中海热、肿瘤坏死因子受体相关周期热综合征、NLRP相关自身炎症性疾病、Blau综合征、蛋白酶体相关自身炎症综合征、婴儿起病的STING相关的血管病，以及腺苷脱氨酶2蛋白缺陷病。

3. **其他疾病** 如组织细胞坏死性淋巴结炎（Kikuchi病）、炎症性肠病等。

（三）肿瘤性疾病

白血病和淋巴瘤是引起儿童FUO最常见的恶性肿瘤。其他相对少见的肿瘤包括神经母细胞瘤、肝癌、肉瘤和心房黏液瘤。对于长期发热伴淋巴结、肝脾大且经常规治疗无效者需高度警惕淋巴瘤的可能，应早期行淋巴结活检。

（四）其他非感染性病因

一些相对少见的非感染性疾病常被忽略或漏诊，包括尿崩症、药物热、中枢神经功能障碍、家族性自主神经功能障碍（Riley-Day综合征）及伪装热等。

二、病史线索

仔细询问病史是FUO诊断的基础。包括年龄、性别、既往疾病史及预防接种史；病前不当饮食史、食欲、二便情况和体重变化等；发病季节、传染病接触史（包括患者和动物）、动物接触史（猫抓热、狂犬病、鼠咬热等）及居住地流行病情况等；发热的程度、热型、持续时间、间隔时间，以及发热时的伴随情况对病因的诊断都非常重要。

▌三、体格检查

仔细进行体格检查，可以发现重要有提示意义的体征。

生长发育情况可以提供有无营养不良、长期消耗性疾病等；仔细检查皮肤有无皮疹、黄疸、脱水、出汗和外胚层发育不良等；浅表淋巴结是否有肿大；眼耳鼻喉是否有异常，如结膜充血、虹膜睫状体炎、鼻窦或乳突压痛等；口唇有无皲裂、颊黏膜是否光滑、有无 Köplik 斑、扁桃体充血或脓苔等；有无心肺异常、肝脾大；四肢关节有无红、肿、热、痛，以及活动异常，肌肉有无压痛或肌无力；神经系统、外生殖器有无异常，以及有无血管杂音等。

▌四、辅助检查

1. **常规检查**　血、尿、便常规检查能够提供一些基本线索，特别是 CRP、ESR 等炎症指标升高对诊断感染、炎症性风湿性疾病有非常重要的提示作用；血涂片可以发现外周血有无幼稚细胞和寄生虫等，简便易行。

2. **特殊实验室检查**　细菌培养是细菌感染性疾病的必备检查，可以选择相应的体液标本或血培养；可疑结核时可行皮肤结核菌素试验、T-Spot 试验；对于诊断困难的感染性疾病还可行微生物组学检查协助诊断。可疑免疫缺陷或风湿性疾病时应检查血免疫球蛋白水平、淋巴细胞亚群及自身抗体等；骨髓穿刺为除外白血病等血液系统疾病的必要检查。

3. **影像学检查** 超声、X 线、CT、MRI、PET 及放射性核素检查可以从影像学角度提供一些诊断信息；必要时还可行内镜检查。

4. **病理学检查** 对于诊断困难的感染性疾病、特殊脏器受累的风湿性疾病，以及肿瘤性疾病，病理学检查都是必不可少的。

▌五、诊断流程

不明原因发热的诊断流程，见图 11-1-1。

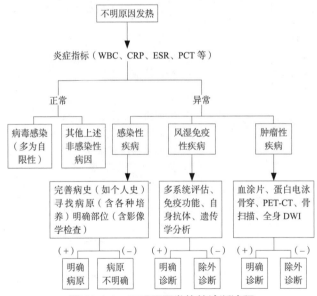

图 11-1-1 不明原因发热的诊断流程

▌六、治疗原则

不明原因发热患儿的处理关键点是积极寻找病

因，对因治疗。在诊断过程中需要特别注意的是要及时发现病情严重的患儿（表 11-1-1），积极采取必要的对症和支持治疗。

表 11-1-1　不明原因发热病情严重的提示点

项目	提示点
病史	较长时间食欲缺乏 体重下降 睡眠不安 局部体征 高热持续 5 天以上
查体	脏器肿大 淋巴结肿大 皮疹 杵状指 / 趾 局部体征
初步实验室检查	贫血 低白蛋白血症 乳酸脱氢酶升高或尿酸升高 免疫球蛋白升高
炎症指标升高	白细胞明显升高 杆状核粒细胞增多 血小板明显升多或减少 ESR、CRP、SF、Fib 明显升高

对于不明原因发热的患儿通常应避免将抗炎药物经验性治疗作为诊断性措施，因为抗炎药物不能帮助区别感染所致发热和非感染性发热；而经验性试用广谱抗生素会掩盖或耽误重要感染性疾病的诊断，如脑膜炎、脑膜旁感染、骨髓炎；过早使用经验性抗生素

也会影响从血液或者其他特定部位分离出微生物的能力。但是也有例外，如非甾体抗炎药可以用于拟诊为JIA的儿童，或者抗结核病药物用于可疑播散性结核病的重症患儿。

特别提示对于急性发热（一般指发热时间≤7天者）的患儿，虽多为自限性的感染性疾病，但需要临床医生将一些严重的细菌感染性疾病鉴别出来，如延误诊断或治疗可能造成死亡或残疾的发热性疾病，并给予及时治疗，包括脓毒症、菌血症、细菌性脑膜炎、肺炎（各种病原体感染）、泌尿系统感染、胃肠炎、皮肤软组织感染、化脓性骨髓炎、关节炎、中耳炎，疱疹病毒感染、病毒性脑炎、病毒性脑膜炎、手足口病和川崎病等。

参考文献

1. 《中国0至5岁儿童病因不明急性发热诊断和处理若干问题循证指南》制定工作组. 中国0至5岁儿童病因不明急性发热诊断和处理若干问题循证指南（标准版）. 中国循证儿科杂志, 2016, 11(2):81-96.

2. National Institute for Health and Clinical Excellence (NICE). Feverish Illness in Children - Assessment and Management in Children Younger than 5 Years. NICE Clinical Guideline 47. London, UK: NICE, 2013.

3. CHUSID MJ. Fever of unknown origin in childhood. Pediatr Clin N Am, 2017, 64:205-230.

第二节　淋巴结肿大

淋巴结是由淋巴细胞、组织细胞、网状基质组成的小结，是重要的外周免疫器官，主要分布在颈部、腋窝、腹股沟、肠系膜及肺门等处，12 岁以下小儿颈部与腹股沟淋巴结直径小于 1cm，孤立存在，可移动、光滑、无触痛属于正常情况。但须除外潜在的初期感染。淋巴结肿大是小儿时期常见的临床表现。

一、病因

淋巴结肿大多指外周淋巴结肿大，一般为良性自限性，但也可以是严重基础疾病的表现。一项较大规模的系列研究显示其病因依次为：不明原因的反应性增生占 52%、肉芽肿性病变（如猫抓病、非典型性分枝杆菌、结核分枝杆菌、真菌感染、朗格汉斯细胞组织细胞增生症）占 32%、肿瘤性疾病占 13%（其中 2/3 有霍奇金淋巴瘤），以及慢性皮肤病或细菌感染占 3%。

（一）局部淋巴结肿大

局部淋巴结肿大的原因，见表 11-2-1。

（二）全身淋巴结肿大

全身淋巴结肿大的常见原因有感染、肿瘤性疾病、免疫性疾病、代谢性疾病、药物等。全身性细菌或病毒性疾病是广泛性淋巴结肿大最常见的原因，其中常见的病毒性病因包括 EB 病毒、巨细胞病毒性单核细胞增多症，以及流行地区的风疹和麻疹（表 11-2-2）。

表 11-2-1 局部淋巴结肿大的原因

肿大的部位	可能的原因
枕后	常见：头皮感染（头癣、虱子）、虫咬皮炎、脂溢皮炎、玫瑰糠疹（人疱疹病毒 6 型感染） 不常见：风疹、急性淋巴细胞白血病
耳后	水痘、玫瑰糠疹（人疱疹病毒 6 型或 7 型感染）
耳前	常见：眼或结膜感染（腺病毒、眼腺综合征） 不常见：猫抓病、兔热病、李斯特菌病
颌下	舌、牙龈、颊黏膜和牙齿感染（如唇口炎）；B 组链球菌感染（＜2 个月婴儿）
颏下	舌、牙龈、颊黏膜和牙齿感染；龋齿、慢性口唇皲裂
颈部	颈前： 常见：病毒性上呼吸道感染；喉、口腔或头颈部感染；原发性细菌性淋巴结炎；结核；EB 病毒感染；CMV 感染；猫抓病；非结核分枝杆菌感染 不常见：兔热病；弓形虫病；白喉；非感染性原因（川崎病、霍奇金淋巴瘤、淋巴肉瘤、神经母细胞瘤、横纹肌肉瘤、结节病） 颈后：弓形虫病，EB 病毒感染、水痘

续表

肿大的部位	可能的原因
锁骨上	恶性肿瘤（淋巴瘤或转移病灶）
腋下	常见：猫抓病、上臂的化脓性感染、皮肤损伤的反应 不常见：布鲁氏菌病、耶尔森氏菌鼠疫、鼠咬热、弓形虫病、丝虫病、手或腕的风湿性疾病
滑车上	常见：病毒感染、结节病、手部感染 不常见：猫抓病、兔热病、继发性梅毒、手或腕的风湿性疾病
腹股沟	常见：原发性生殖器疱疹、梅毒、淋球菌感染、软下疳、性病性淋巴肉芽肿、丝虫病、猫抓病 不常见：耶尔森氏菌鼠疫
腘窝	局部感染

表 11-2-2 全身淋巴结肿大的原因

原因			其他临床特征
感染	病毒	EB病毒	咽炎、扁桃腺炎、脾大、发热、乏力不适、眶周水肿
		巨细胞病毒	发热、乏力不适、脾大、偶有肝脾大
		单纯疱疹病毒	簇状水疱、龈口炎
		水痘-带状疱疹病毒	广泛的水疱样皮疹成批出现
		腺病毒	呼吸道症状、咽炎、结膜炎
		风疹病毒	发热、皮疹，也可无症状
		乙肝病毒	性接触史、输入血制品史
		麻疹	斑丘疹（从头尾到尾进展）、咳嗽、流涕、结膜炎、Köplik 斑
		人免疫缺陷病毒	反复细菌感染、机会感染、发热、腹泻、脑病、体重下降和肝脾大
	真菌	球孢子菌病（谷热病）	肺炎
		酵母菌病	肺炎

243

原因			其他临床特征
感染	真菌	组织胞浆菌病	肺炎
	细菌	A 组链球菌病	皮疹、脱皮
		布鲁氏菌病	发热、出汗、乏力不适、体重减轻;食入未经高温消毒的牛奶,接触牛、羊等
		土拉菌病(兔热病)	发热、寒颤、头痛;摄入生肉史,接触兔、啮齿动物、螯蝇或蚊虫等
	螺旋体	钩端螺旋体病	发热、寒颤、肌痛、结膜充血,皮疹和肝脾大
		梅毒	皮疹、头痛、厌食、体重减轻和肝大
		莱姆病	迁移性红斑,发热,头痛、肌痛、不适和关节痛
	寄生虫	弓形虫病	乏力不适,发热,脾大和斑丘疹;猫接触史,多数免疫功能正常的宿主无症状
		利什曼病	皮肤损伤,器官肿大,发热,恶病质和白龄接触史
		疟疾	发热,流行地区居民或旅行史
肿瘤	原发	霍奇金淋巴瘤	颈部淋巴结肿大,多为单侧,可致呼吸窘迫

续表

	原因		其他临床特征
肿瘤	原发	非霍奇金淋巴瘤	淋巴结快速肿大、融合，多为双侧，可有腹痛、呕吐或呼吸窘迫
		急性淋巴或髓系白血病	严重病容，出血，贫血，血小板减少，肝脾肿大，枕后淋巴结较明显
	转移	神经母细胞瘤	腹部肿块，眼周瘀斑，眼球突出，眼球震颤-肌阵挛-肌阵挛综合征，皮下结节，分泌性腹泻
		横纹肌肉瘤	眼球突出，耳鼻或鼻窦阻塞，霍纳综合征，血尿，尿路梗阻，便秘等
免疫性疾病		血管炎综合征（SLE、类风湿关节炎）	疾病急性期可有全身淋巴结肿大
		血清病	皮疹，脾大，肌痛，关节炎
		自身免疫性溶血性贫血	淋巴结肿大，溶血
		慢性肉芽肿性疾病	反复感染，皮肤脓肿，化脓性淋巴结炎
代谢性疾病		戈谢病	肝脾肿大，贫血，血小板减少，骨质疏松
		尼曼-匹克病	肝脾肿大，神经系统异常

续表

	原因	其他临床特征
药物	苯妥英钠、苯巴比妥、巴比妥类、异烟肼、卡马西平、阿司匹林、盘尼西林、四环素、碘化物、磺胺类药、别嘌醇、苯基丁氮酮	严重斑丘疹、发热、肝脾大、黄疸、贫血、白细胞减少、淋巴结肿大伴有浆细胞增多
其他	结节病	多系统肉芽肿性疾病、全身淋巴结肿大以颈部为主
	组织噬血淋巴组织细胞增生症	发热、肝脾肿大、神经系统症状和皮疹
	Castleman 病	发热、肝脾肿大、多克隆高免疫球蛋白血症
	朗格汉斯细胞组织细胞增生症	皮疹(棕色、紫色丘疹)、黏膜病变、溶骨性病变、眼球突出、尿崩症
	Kikuchi-Fujimoto 病	颈部和锁骨上淋巴结肿大、发热、乏力、消瘦、贫血和白细胞减低
	Rosai-Dorfman 病(窦组织细胞增生伴巨大淋巴结病)	特征性改变为慢性双侧颈部淋巴结肿大(也可以侵犯其他部位)、发热、贫血、高血压、血沉增快和高免疫球蛋白血症
	甲状腺功能亢进	心动过速、高血压、多汗、消瘦、甲状腺肿大和功能亢进
	丘疹性肢端皮炎(Gianotti-Crosti 综合征)	面部、臀部、四肢、手掌和足底皮疹、肝大
	淋巴结生发中心进行性转化	10% 的淋巴结有反应性增生,虽然少见但有些可能有霍奇金淋巴瘤的病史

二、病史线索

对于外周淋巴结肿大的儿童，重要的病史包括淋巴结增大的细节、伴随症状（局部和全身性）、潜在暴露情况、流行病学史及既往史等。化脓性细菌、病毒感染起病多急骤，如颈部淋巴结数日内出现并进展为有波动感的炎性，通常由葡萄球菌和链球菌感染所致；急性感染性疾病所致淋巴结肿大常伴有发热、淋巴结自发性疼痛或压痛。结核杆菌及非典型分枝杆菌感染多起病缓慢。结缔组织性疾病除伴有长期发热外，还有肌肉、关节症状，皮疹、贫血，以及多系统的症状或体征。肿瘤所致淋巴结肿大，起病也常隐匿，常伴有发热、贫血、肝脾大及皮肤黏膜出血等。

三、体格检查

1. **认识正常淋巴结**　正常淋巴结在儿童期（2～10岁）要比青少年和成人更大。大多数区域正常淋巴结的最大直径小于1cm；肱骨内上髁区域正常淋巴结的直径通常小于0.5cm；腹股沟区域正常淋巴结的直径通常小于1.5cm。由于儿童易感上呼吸道病毒感染，且下肢的创伤和感染也很常见，所以颈部（尤其是颌下淋巴结）和腹股沟区的淋巴结可经常被触及。

2. **异常淋巴结**　对于局限性淋巴结肿大，不同部位考虑的疾病不尽相同。同时，应注意淋巴结的部位、大小、数目、质地、活动度及其与邻近淋巴结有无融合粘连，表面皮肤颜色、温度，有无破溃、瘘管。肿大的淋巴结压痛通常为感染所致；淋巴结肿大有波动感常为化脓；质地较硬的淋巴结提示肿瘤性疾病可能性大；淋巴结破溃、瘘管、瘢痕常提示结核性淋巴结炎、放线菌病等；淋巴结粘连可见于结核、淋巴瘤和转移癌。

3. 其他系统的查体　全身仔细体格检查对诊断非常重要，包括一般情况，如体重减轻超过 10% 提示有恶性肿瘤可能，特别是有无皮肤、头颈部及眼、耳、鼻的异常；胸部异常呼吸音、肝脾大等均有相应疾病的提示。

4. 提示有严重疾病可能的情况　全身症状（发热 > 1 周、盗汗和体重减轻 10% 以上）；锁骨上（下颈部）淋巴结；广泛性淋巴结肿大；淋巴结固定、无压痛，无其他症状；新生儿期（< 1 月龄）出现淋巴结大于 1cm；淋巴结直径大于 2cm 且较基线水平增大或经 2 周抗生素治疗无反应；胸片异常，尤其是纵隔肿块或肺门淋巴结肿大；外周血细胞计数和分类计数异常或出现异常细胞；耳鼻喉区域没有感染症状；尽管进行抗生素治疗 ESR/CRP 仍持续偏高。

▎四、辅助检查

1. 血常规和分类计数、ESR 与 CRP 检查　白细胞数及其分类的变化可提示细菌感染、病毒感染、寄生虫感染等；两系以上的血细胞减少常提示有肿瘤性疾病或 SLE 等风湿性疾病；血小板升高常提示川崎病；血图片形态学检查可发现异常淋巴细胞（提示 EBV、CMV 等感染）、幼稚细胞（提示白血病）等。CRP 和 ESR 升高提示存在炎症，但不能区分感染、恶性肿瘤和风湿性疾病。

2. 培养和血清学检测　细菌培养、血清学检查、结核菌素试验和 T-spot 等结核杆菌的检测等可明确相应的病原。

3. 影像学检查　超声、CT 检查可帮助判断淋巴结肿大的程度、性质、内部结构、脓肿形成，以及深部（纵隔和腹膜后）淋巴结肿大情况；淋巴结造影检查可了解淋巴结病变范围、淋巴管的分布和通畅；DWI、PET 检查等可发现和初步鉴别炎性肿大和恶性肿瘤。

4. 病理学检查　骨髓涂片或活检可以明确白血病和骨髓转移瘤的诊断。淋巴结活检可明确诊断淋巴瘤、转移癌等恶性肿瘤。

▌五、鉴别诊断

全身淋巴结肿大所需要鉴别的疾病要根据所伴随的症状而有所不同，局限性淋巴结肿大要根据不同的部位鉴别不同的疾病。但要注意局限性肿大的淋巴结要和其他一些类似淋巴结肿大的疾病相鉴别，包括：感染或结石导致的唾液腺肿大、鳃裂囊肿、水囊状淋巴管瘤、甲状腺舌管囊肿、甲状腺结节、创伤或昆虫咬伤 / 蜇伤导致的软组织肿胀、血肿、腹股沟疝、血管瘤、淋巴管瘤、脂肪瘤、皮样囊肿和类风湿结节等。

▌六、诊断流程

淋巴结肿大的诊断流程，见图 11-2-1。

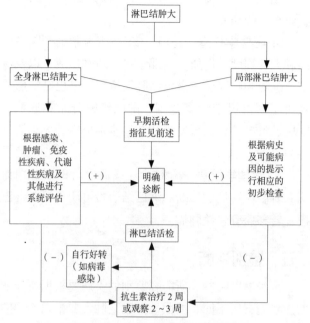

图 11-2-1　淋巴结肿大的诊断流程

七、治疗原则

淋巴结肿大应尽可能在 4 周内明确诊断。对有以下情形者应尽早进行活检：广泛性淋巴结肿大、锁骨上淋巴结肿大、异常增大的淋巴结 > 4cm。

应注意在对淋巴结肿大作出明确诊断之前，不应使用糖皮质激素进行治疗，早期糖皮质激素治疗可能会导致白血病、淋巴瘤或组织细胞疾病的诊断延误，且可能导致感染性疾病加重；另外，采用糖皮质激素进行预先治疗的白血病或淋巴瘤患者预后更差，且会需要应用更加强化的治疗方案。局限性淋巴结肿大仅出现在一处者，如颈部或腋窝，不伴其他症状，通常可以观察 2～3 周再进行处理。

（宋红梅）

参考文献

1. YARIS N, CAKIR M, SÖZEN E, et al. Analysis of children with peripheral lymphadenopathy. Clin Pediatr (Phila), 2006，45:544.

2. GADDEY HL, RIEGEL AM. Unexplained Lymphadenopathy: Evaluation and Differential Diagnosis. Am Fam Physician, 2016，94(11):896-903.

3. MOHSENI S, SHOJAIEFARD A, KHORGAMI Z, et al. Peripheral lymphadenopathy: approach and diagnostic tools. Iran J Med Sci, 2014，39(2):158-170.

第三节 皮疹

皮疹是在临床医生处就诊的患者中常见的症候群。皮肤表现可能是发现潜在感染的唯一早期线索，可能是传染病的标志和 / 或危及生命感染的早期征象。

一、病因

（一）皮疹的形态 / 类型

认识皮疹的形态 / 类型对于皮疹的诊断和鉴别诊断非常重要，不同的皮疹形态提示不同的疾病和原因，如成双出现的水疱常提示水痘、风团疹多为过敏导致的荨麻疹、紫癜多提示过敏性紫癜等。

1. **斑疹 / 斑片**　斑疹 / 斑片为不可触及性皮疹，斑疹指 ≤ 1cm 的皮疹，而 > 1cm 者称为斑片，分为红斑疹、色素减退斑 / 色素脱失斑和色素沉着斑。

红斑疹常由病毒性皮疹或药疹所致，也可见于川崎病（全身弥漫性红斑）；光照暴露部位的斑疹可能发生于皮肌炎、系统性红斑狼疮、迟发型皮肤卟啉病、药物反应和多形日光疹。色素减退斑 / 色素脱失斑见于白癜风、花斑癣、白色糠疹、结节性硬化症（多为叶状白斑）、脱色素痣（无色素痣）、贫血痣、结节病、皮肤 T 细胞淋巴瘤等。弥漫性色素沉着多见于炎症性疾病（如痤疮、银屑病或湿疹等）后、热激红斑、Schamberg 病、褐黄病、黄褐斑、雀斑、咖啡牛奶斑、深蓝色病损（蒙古斑）或痣、日光性紫癜、固定性药疹和黑色素瘤等。

2. **疱疹** 疱疹的特征是皮肤上出现充满液体的病灶，分为水疱（指直径小于 1cm 的病变）和大疱（指直径大于 1cm 的病变）；脓疱内含较黏稠的黄白色脓性物质。

皮肤水疱可发生于自身免疫性疾病、药物反应、感染、遗传性疾病和物理损伤。一些水疱疾病是可能危及生命的急症，包括中毒性表皮坏死松解症、葡萄球菌性烫伤样皮肤综合征、免疫功能受损者的播散性单纯疱疹或带状疱疹感染，以及暴发性紫癜。

表现为广泛性水疱的全身性疾病还有 Sweet 综合征（急性发热性嗜中性皮病）、大疱性系统性红斑狼疮、副肿瘤性天疱疮；其他泛发性水疱疾病包括晶形粟粒疹、大疱性脓疱病、天疱疮等。

局限性分布的水疱包括糖尿病性大疱病、手/足部的急性掌跖（出汗不良性）湿疹、皮肤癣菌病、多形日光疹、迟发性皮肤卟啉病、带状疱疹、接触性皮炎、单纯疱疹病毒、暂时性棘层松解性皮肤病、Hailey-Hailey 病、大疱性坏疽性脓皮病等。许多水疱性皮疹也可能累及黏膜。

脓疱为含有脓性物质的小型局限性皮肤丘疹，脓性物由白细胞及浆液局限性积聚而成。其可能的原因有：酒渣鼻、寻常痤疮、毛囊炎/脓疱疮、单纯疱疹/带状疱疹、化脓性汗腺炎、痱子、疥疮、火蚁咬伤、念珠菌感染、皮肤癣菌感染、手足湿疹、掌跖脓疱病等。伴有发热或其他全身症状的脓疱包括嗜酸性毛囊炎、水痘、急性泛发性发疹性脓疱病、播散性淋球菌血症、坏疽性脓皮病、深部真菌感染、脓疱型银屑病等。

3. 丘疹和斑块　丘疹为直径 ≤ 5mm 的可触性散在分布皮损。丘疹可见于红斑痤疮（酒渣鼻）、寻常痤疮、软垂疣、日光性/脂溢性角化病、皮肤/血管/神经纤维瘤、附属器肿瘤（良性/恶性）、杆菌性血管瘤病、基底细胞肉瘤、耳轮结节性软骨皮炎、血管瘤、角化棘皮病、黑色素瘤、粟丘疹、传染性软疣、痣、化脓性肉芽肿、皮脂腺增生、鳞状细胞癌、静脉湖、疣、苔癣、银屑病、结节病、肉瘤、疥疮、梅毒、荨麻疹、血管炎和病毒疹等。斑块是稍微隆起的较大（> 5mm）表浅皮损，常由丘疹融合而成。

4. 结节　结节为直径 > 5mm 的可触性散在分布皮损，可单独出现或成簇出现；较大的结节即为肿瘤。可能的病因大致同上。

5. 其他　其他类型的皮疹还有毛细血管扩张（扩张的浅表血管），见于毛细血管扩张性共济失调综合征、血管炎、部分 I 型干扰素病如婴儿起病的 STING 相关血管病，以及寒冷、日光、过敏、药物等导致的局部毛细血管扩张；紫癜（压之不褪色的紫红色皮损，可呈斑疹性或隆起性）见于血小板减少、过敏性紫癜、各种血管炎、张力性紫癜等；风团（不规则隆起的水肿性皮肤区域）见于各种过敏导致的荨麻疹、血管炎、Cryopyrin 相关周期热综合征等。

（二）皮疹部位

根据皮疹出现的部位所考虑的疾病也有所不同，如局限在头部的皮疹应考虑头癣的可能、紫癜局限在双下肢伸侧则过敏性紫癜的可能性大等，不同部位的可能病因参见图 11-3-1。

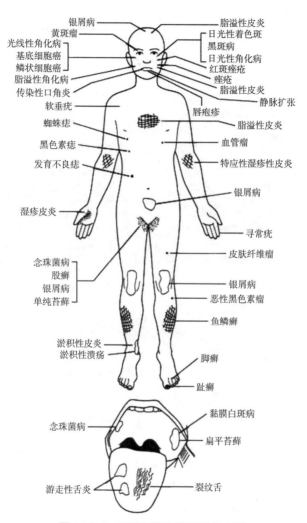

图 11-3-1　不同部位皮疹常见的病因

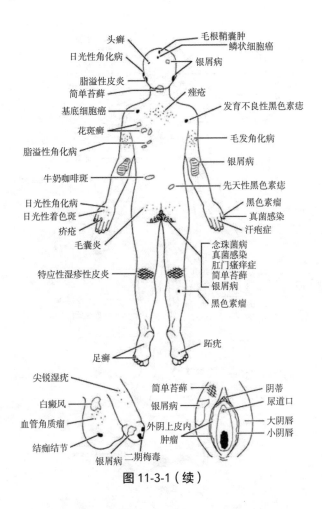

图 11-3-1（续）

（三）皮疹伴有发热

儿童期发热伴有皮疹的疾病（出疹性疾病）多为传染性疾病，包括幼儿急疹、风疹、麻疹、水痘、猩红热和手足口病等；还应该考虑 EB 病毒感染、川崎病和幼年特发性关节炎全身型等，也要随时警惕血液系统肿瘤和淋巴瘤等可能。

1. 幼儿急疹（婴儿玫瑰疹） 主要见于婴儿，由人类疱疹病毒 6 型或 7 型感染所致，特征表现为高热 3～4 天，体温骤降后出现淡红色斑疹或斑丘疹，多呈散在性，可融合，不痒；皮疹 1～2 天内完全消失，不脱屑，无色素沉着；常伴有枕后及耳后淋巴结肿大。

2. 风疹 是由风疹病毒引起的急性呼吸道传染病。临床主要表现为发热 1～2 天后出现皮疹，为从面颈部迅速（1 天内）扩展至躯干四肢的细点状淡红色斑疹、斑丘疹或丘疹，类似麻疹或猩红热，也称"三日麻疹"。可有耳后、枕后、颈部淋巴结肿大和结膜炎等。

3. 麻疹 是由麻疹病毒所致的急性传染病，皮疹多在发热后 3～4 天出现，为稀疏不规则的红色斑丘疹，疹间皮肤正常；有特定的出疹顺序：始见于耳后、颈部、沿发际边缘，3 天内离心性地播散至躯干和四肢。同时，具有流涕和眼结膜充血等卡他症状明显、颊黏膜上有麻疹黏膜斑（Köplik 斑）、疹退后遗留色素沉着伴糠麸样脱屑等临床特征。

4. 水痘 是由水痘 - 带状疱疹病毒引起的急性传染性疾病，特点为发热数小时至 24 小时出现皮疹，典型皮疹呈向心性分布，在红斑基础上出现典型的水疱病变，这些病变分批出现，不同阶段的皮疹同时存在，从丘疹到水疱再到结痂。

5. 传染性红斑 是由人类细小病毒 B19 所致，儿童常出现"掌掴面颊"状的特征性皮疹。

6. 手足口病 通常由柯萨奇病毒 A16 引起，常表现为发热、手掌和脚底卵圆形深在性小水疱，以及颊黏膜、舌部疼痛性水疱及糜烂。

7. 猩红热 是一种由外毒素（红疹毒素）介导的弥漫性红色皮疹，最常发生在 A 组链球菌感染引起的咽炎。猩红热表现为粗糙的砂纸样、压之褪色的红色皮疹，最终出现皮肤脱屑，伴口周苍白和草莓舌。链球菌感染后可发生风湿热，经典皮肤表现为边缘性红斑（出现在近端肢体伸侧和躯干的一过性中央苍白的斑疹），以及常见于骨性突起处的皮下结节。

8. EB 病毒感染 在年龄较大的儿童和青少年，还应考虑 EB 病毒感染相关的传染性单核细胞增多症的可能，常同时有发热、咽痛、颈后淋巴结肿大和脾大等。

对于存在猩红热样皮疹和发热，同时伴有咽炎、淋巴结肿大，但链球菌感染和病毒相关检查结果为阴性的青少年，还应考虑溶血隐秘杆菌感染的可能。

9. 非脊髓灰质炎肠道病毒感染 包括柯萨奇病毒、埃可病毒等，也会引起多种皮疹，在病因不明的幼儿发热伴皮疹鉴别诊断中也要考虑。支原体感染也可能伴有皮肤表现，包括轻度的红色斑丘疹或水疱疹、多形红斑或 Stevens-Johnson 综合征。

10. 川崎病 是一种病因未明的疾病，常见于 5 岁以下儿童。除了发热持续 5 天以上，还有双眼结膜充血、唇面充血或皲裂、咽部充血或"草莓舌"、手掌或足底红斑、手或足水肿、广泛的或甲周皮肤脱屑、皮疹和颈部淋巴结肿大。

11. 其他伴有发热的急性感染性疾病 对于皮疹伴有急性发热的患儿，还应该考虑脑膜炎球菌感染、细菌性心内膜炎、洛基山斑疹热及中毒性休克综合征等。

二、病史线索

应注意了解皮疹出现的时间；最初出现时的皮疹特征、部位及出疹顺序；皮疹的伴随情况，有无疼痛或瘙痒；既往有无同样的皮疹情况，皮疹出现后的治疗、疗效如何，以及皮疹的演变过程。同时，应详细了解患儿的既往病史及生活情况，包括有无基础疾病、有无过敏史、疫苗接种史、宠物接触史及近期旅行史等。

三、体格检查

1. **针对皮疹本身的检查** 包括皮肤视诊和触诊，以了解皮损的分布、颜色、质地、是否固定、有无触痛，以及形态特征等；皮肤有无划痕现象或荨麻疹形成；还应检查指/趾甲、毛发和黏膜表面。对于幼儿及学龄儿童尤其应注意是否有以颜面、躯干为主分布的疱疹（水痘）；有无同时出现的口腔和手掌/足底的疱疹（手足口病）；有无口周苍白、皱褶皮疹帕氏线（猩红热）。

除了视诊，触诊皮损对皮肤病诊断也有重要作用。触诊能提供关于鳞屑或角化、纹理改变和皮肤温度的信息，并能发现皮损的质地、硬化情况、触痛、深度及是否固定。按压皮肤可显示有无水肿、褪色或皮肤缺损。

2. **其他系统的检查** 应注意检查生命体征和一般表现以评估疾病的严重程度；特别注意淋巴结、黏膜、结膜及外生殖器，如注意口腔有无 Köplik 斑（麻疹），有无明显的耳后、颈后和 / 或枕下淋巴结肿大（风疹与麻疹）；还应检查有无肝脾大、关节情况，以及脑膜刺激征并全面评估神经系统等。

▌四、辅助检查

1. **常规检查**　血、尿、便常规，血细胞形态学检查，肝、肾功能等检查对皮疹常见病因的诊断是最基本的。适当的血清学检查（如查球孢子菌、乙型肝炎病毒、刚地弓形虫、伯氏疏螺旋体、梅毒螺旋体、登革热病毒）和适当的抗原检查（如血清隐球菌抗原）有助于发现感染相关的病因。血培养，包括特定的培养基和分离方法用于细菌、分枝杆菌和真菌的诊断性检查，应在开始抗菌治疗前取样接种。

2. **影像学检查**　超声、X 线、CT、MRI、PET 及放射性核素检查可以从影像学角度提供诊断信息；必要时还可行内镜检查。

3. **病理学检查**　病理学检查对皮疹的诊断非常重要，特别是一些不典型的皮疹。除进行光镜及电镜的检查外，还应进行免疫荧光检测皮肤内抗体或补体沉积的情况，以及进行微生物的检测，例如对于皮疹表现不典型的紫癜，如果病理显示以 IgA 为主的免疫复合物沉积则可明确 IgA 相关性血管炎（过敏性紫癜）的诊断。

4. **皮肤特殊实验室检查**

（1）Wood 灯检查：Wood 灯为紫外线光源，表皮色素沉着的变化在 Wood 灯照射下比可见光下更明显，一些微生物可能会发出荧光，Wood 灯照射下白癜风色素脱失区域更明显,红癣斑片可能呈粉色荧光区域。

（2）皮肤镜检查:皮肤镜检查可以观察到肉眼通常不能看到的表皮、真皮表皮交界处及真皮浅层的皮下结构。主要用于检查色素性皮损;也有助于评估非色素性皮损,如毛发纤维的营养状态、斑秃者的短毫毛、黑点、逐渐变细的毛发和断发等。

五、诊断流程

皮疹的诊断流程,见图 11-3-2。

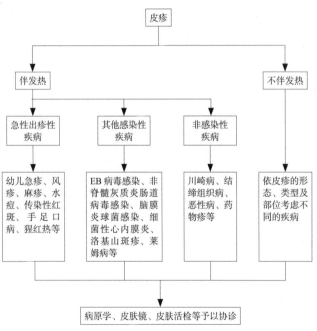

图 11-3-2　皮疹的诊断流程

（宋红梅）

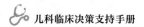

1. ROUJEAU JC, STERN RS. Severe adverse cutaneous reactions to drugs. N Engl J Med, 1994, 331:1272.

2. KHETAN P, SETHURAMAN G, KHAITAN BK, et al. An aetiological & clinicopathological study on cutaneous vasculitis. Indian J Med Res, 2012, 135:107.

第 十二 章

☑ 重症医学

一、定义

因某种原因造成气管、支气管管腔口径减小，导致临床上出现不同程度的呼吸困难称为气道狭窄。气道狭窄按病因分为先天性和后天性，先天性气管支气管狭窄可单独存在，也可与先天性心脏病等其他先天畸形同时存在，文献报道先天性气道狭窄的发生率约为 1/4 000。气道狭窄按部位分为中央气道狭窄和其他外周气道狭窄，中央气道狭窄特指发生在气管、双侧主支气管和中间段支气管的狭窄，临床上可引起严重的呼吸功能障碍，甚至窒息死亡，常需要紧急处理。本节重点介绍中央气道狭窄。

二、病因

根据病因分为：先天性气道狭窄和获得性气道狭窄。我国儿童良性气道狭窄病因构成以先天性心血管畸形最为常见，先天性气管支气管狭窄的主要原因为血管环畸形，后天因素中以原发性肺结核所致狭窄最为常见。气管插管或气管切开后所致气道狭窄较为少见。

1. 先天性气道狭窄 可为单部位狭窄，也可为多部位狭窄。可单独存在，也可合并其他呼吸系统畸形或血管畸形。主要包括：①气管蹼；②气管支气管发育不全或闭锁；③气管支气管软化；④血管畸形压迫。

2. 获得性气道狭窄

（1）炎症性狭窄：各种感染均可导致气道分泌

物增多，支气管上皮细胞坏死脱落，引流不畅从而引起管腔狭窄，有时会引起黏液栓的形成导致整个管腔的闭塞。最常见的引起炎症性狭窄的病因为病毒、支原体及某些真菌等。

（2）支气管结核：活动性肺结核患者中有40%伴有支气管结核。支气管结核的肉芽增生型、瘢痕狭窄型和管壁软化型常易致多叶和多段狭窄。

（3）腔内新生物堵塞导致的狭窄：①插管后气管狭窄；②气道异物后狭窄；③气道内肿瘤；较为罕见，儿童绝大多数为良性病变，如平滑肌瘤、错构瘤等；极少部分是恶性肿瘤，如甲状腺癌，淋巴瘤、黏液性表皮样癌等。

（4）腔外压迫导致的气道狭窄：主要是纵隔占位性病变如肿瘤、肿大的淋巴结压迫等。

三、病史线索

当气道狭窄患儿往往以气促、喉鸣和/或喘息、发绀以及生长发育迟滞就诊，一些感染如结核还可以出现发热。首先要区分家长所描述的"喘息"的实质，因为家长可能将鼻塞声、鼾声、喘鸣音、咔嗒声等伴有杂音的呼吸音均用"喘息"表述，因此，医生必须详细询问任何可导致气道阻塞、受压和/或呼吸窘迫的各种症状；其次，患者的年龄、发病特点、伴随症状、个人及家族过敏史、家族遗传病史、药物疗效、生长情况等也是问诊的重点。

1. 生命早期出现的持续喘息

（1）出生不久后即出现进行性加重的喘息、气促发绀、呼吸困难、喂养困难、呛咳、反复呼吸道感染等：应考虑先天性支气管肺发育异常，如先天性气道狭窄、气道软化等。

（2）早期出现的逐渐加重的持续喘息且药物难以控制：应考虑是否存在先天性心血管发育异常，如肺动脉吊带、双主动脉弓等压迫气道导致气管软化。

2. 突发起病的喘息或呼吸困难，甚至发绀，窒息者：提示气道异物可能性大。

3. 反复或持续喘息，有时伴声嘶，经抗炎或支气管扩张剂治疗无效。

4. 反复或持续进食困难或呕吐。

5. 体重不增

▎四、体格检查

1. 气道狭窄位于不同部位，临床体征不一，可见吸气性喉鸣，或低沉双向喘鸣；

2. 一侧呼吸音减低，局部固定喘鸣音。

▎五、辅助检查

1. 胸部影像检查

（1）普通胸部 X 线平片诊断气道狭窄价值有限。左右单侧中心气道狭窄可表现为 X 线片可表现为局限性肺充气过度或肺不张的征象，合并有心脏病变者常有心影增大。对一部分有进食呛咳史的儿童，可选择性做食管碘油造影，以排除气管食管瘘并判断狭窄部位与食管的关系，防止手术中瘢痕去除过多致误伤食管。

（2）胸部 CT 是诊断先天性中央气道狭窄的重要方法，尤其是多层螺旋 CT 可以重建三维立体图像，以及建虚拟气管、支气管图像判断病变程度、形态、侵犯深度、狭窄程度及其与周围血管的关系，特别是对远端气管的通畅情况及远端肺组织是否存在病变可提供依据。胸部增强 CT 检查，可以提示有纵隔或肺门淋巴结肿大，还能较好地显示气道周围伴随的如食管及先天性心脏病或先天性大血管异常对气道的影响以及它们之间的位置关系。如果考虑到大血管畸形可能，血管 CTA 已成为首选检查手段。

（3）MRI 可以判断气管狭窄的类型和程度，尤其是对支气管外压性狭窄的判断更为准确，对于采取合理的介入治疗方法有重要的指导作用。

2. 支气管镜检查　支气管镜检查是诊断中央气道狭窄最重要的方法。临床怀疑气道狭窄的患者，如无明显禁忌证均应进行支气管镜检查，直接观察气道病变形态、狭窄程度，必要时通过活组织检查而进行定性诊断。

（1）先天性气管狭窄从发育上可分为 2 类，其大多是部分性或节段性的。一类主要是气管纤维性狭窄或闭锁，可有气管内隔膜（气管蹼）形成。另一类为气管软骨环发育不全或畸形引起，有全环状即"O"形软骨环导致气管固定的狭窄或多发性软骨软化。先天性气管狭窄可表现为全程或局部狭窄，有很多种镜下表现，典型的是气管从喉部至气管隆凸或支气管桥从左主支气管发出处逐渐变细（即"漏斗形"气管），声门下区不含气管软骨，可作为气管内径的正常直径的参考标准。

（2）对血管病变压迫气道者，纤支镜直视下可见狭窄的部位、程度和搏动，评价气道的解剖结构及功能，对怀疑者应胸部 CTA 检查。对气道狭窄需额外手段解除气道压迫者，在解除压迫后要常规做诊断性纤支镜检查观察气道变化。

（3）纤维支气管镜下肺炎支原体肺炎，曲霉菌感染可有黏稠黏液栓形成，导致气道炎性狭窄。支气管镜对气管、支气管内异物、新生物的诊断无疑是金标准。不仅如此，还能通过活检明确新生物质地，病理检查明确性质，并能对手术部位、范围、术式提供参考。

六、治疗原则

儿童中央气道狭窄的治疗一直是儿科呼吸、PICU、胸外科、耳鼻咽喉科医生的共同难题。其传统的治疗主要是外科手术治疗，但由于儿童气道管腔狭小，且处在生长发育阶段，受器械、技术等多个层面的限制，会使部分存在气道狭窄需要治疗的患儿难以进行手术，部分接受气道狭窄外科手术的病例亦有较高的病死率。随着世界介入肺科医学的兴起，支气管镜下微创治疗技术为儿童中央气道狭窄的治疗开拓了一个新的领域，该方法通过非外科手术，快速解除或缓解中心气道阻塞，使得过去无法治疗的患者得到了很好的治疗效果、更少的术后并发症及更好的生活质量。

1. **治疗目的**　快速解除或缓解中央气道阻塞，改善肺通气功能，防治再次狭窄。分为两步：首先是初始治疗，即急性期狭窄气道的复张；其次是维持治疗，即维持气道通畅。

2. **治疗方法**

（1）在去除病因治疗基础上，必要时进行中央气道狭窄气道介入治疗。例如：压迫性狭窄应尽可能行外科手术，解除压迫，若术后仍然有气道狭窄或软化，难以拔除气管插管，或影响长远生存质量，可考虑气道介入治疗；炎性狭窄，充分抗感染，例如支气管结核一定在全身抗痨基础上进行气道介入治疗。

（2）不同病变选择不同适应的气道介入方法综合治疗，既要快速缓解阻塞，同时减少术后再狭窄。

七、专科转诊指征

1. 所有中央气道狭窄患儿均需专科治疗。

2. 应评估患儿气道狭窄引起梗阻的程度，危及生命的气道梗阻需要开通绿色通道争分夺秒进行抢救。

3. 病情评估后，如需将患儿转入上级医院就诊，需对患儿进行转运风险评估，对可以转运者制定转运应急预案（包括转运途中备齐抢救设备和药品），与患儿家长进行病情沟通，以取得家长的理解与配合。

4. 如患儿不具备转运条件，需采取必要的急救措施，待病情稳定后再进行转运。

（钟礼立　祝益民）

参考文献

1. ERNST A, FELLER-KOPMAN D, BECKER HD. Central airway obstruction. American journal of respiratory and critical care medicine，2004,169(12):1278-1297.

2.　SUH Y JK, KWON GB. Clinical course of vascular rings and risk factors associated with mortality. Korean Circ J, 2012,42(4):252-258.

3.　焦安，夏饶，马渝燕，等.儿童良性中央气道狭窄 133 例病因分析.山西医科大学学报，2010,41(6):559-562.

4.　李时悦.良性中央气道狭窄的介入治疗方法选择.中华结核和呼吸杂志，2011,34(5):329-332.

5.　YOUNG C, XIE C, OWENS CM. Paediatric multi-detector row chest CT: what you really need to know.Insights into imaging，2012,3(3):229-246.

6.　刘玺诚.中国儿科介入肺脏病学现状和展望.中国小儿急救医学，2013,20(1):9-11.

7.　国家卫生健康委员会人才交流服务中心儿科呼吸内镜诊疗技术项目专家组.中国儿童气道异物呼吸介入诊疗专家共识.中国实用儿科杂志，2018,33(18):1392-1402.

8.　国家卫生健康委员会人才交流服务中心儿科呼吸内镜诊疗技术项目专家组.中国儿科可弯曲支气管镜术指南.中国实用儿科杂志，2018,33(13):23-29.

第二节　心肺复苏

一、定义

心脏停搏（cardiac arrest，CA）是指心脏泵血功能机械活动的突然停止，造成全身血液循环中断、呼吸停止和意识丧失，是直接威胁人们生命的急症，心脏停搏发作突然，10秒左右即可出现意识丧失，如未在4～6分钟黄金时段及时救治将出现生物学死亡。心肺复苏（cardio pulmonary resuscitation，CPR）就是应对心脏停搏，能形成暂时的人工循环与人工呼吸，以求尽快恢复心脏自主循环、自主呼吸和自主意识的挽救生命技术，达到脑神经功能良好的存活状态。

心脏停搏本质上是一种临床综合征，是多种疾病或疾病状态的终末表现，也可以是某些疾病的首发症状，常常是心源性猝死的直接首要因素。

二、病因

1. 心源性

（1）心脏瓣膜性病变：瓣膜狭窄和关闭不全。

（2）心力衰竭、心律失常。

（3）心肌炎、心脏压塞、心肌病。

（4）先天性心脏病、遗传性心脏病等。

2. 肺源性

（1）重症肺炎。

（2）气道狭窄、异物、喉头水肿或痉挛。

（3）支气管哮喘、慢性阻塞性肺病。

（4）急性肺动脉血栓栓塞症。

（5）肺水肿。

（6）张力性气胸、胸部创伤挤压综合征等。

3. 电解质紊乱　高钾血症、低钾血症。

4. 中毒　急性农药、一氧化碳、氰化物、药物等中毒。

5. 理化因素及其他　雷击、触电、低／高温、淹溺、大量失血等。

6. 某些临床诊疗操作　如气道吸引、气管插管、心包穿刺、镇静药使用等。

■ 三、病史线索

1. 呼吸系统疾病急速进展　多呈现为临床缺氧表现，呼吸微弱，心率下降，随即心脏骤停。

2. 心血管系统疾病　可在数分钟内存在呼吸，但往往为叹息样或抽泣样呼吸。

3. 神经系统疾病急剧恶化　伴有神经系统症状，如抽搐、昏迷、瞳孔不等大等，随后呼吸节律改变或变浅，不能维持足够的呼吸驱动。

■ 四、临床表现

心脏骤停的典型"三联征"包括：突发意识丧失、呼吸停止和大动脉搏动消失。具体临床表现为：

1. 突然摔倒，意识丧失，面色迅速变为苍白或发绀。

2. 大动脉搏动消失，触摸不到颈动脉、股动脉搏动。

3. 呼吸停止。

4. 双侧瞳孔散大。

5. 可伴有抽搐、呕吐和大小便失禁，随即全身松软。

▌五、辅助检查

心脏骤停心电学有心室颤动、心室停顿及无脉电活动 3 种类型。心电图可见心室颤动、等电位线、电机械分离。

▌六、复苏流程

"CRP 生存链"包括 5 个环节：①防止心跳呼吸骤停；②早期心肺复苏；③迅速启动急救医疗系统；④快速高级生命支持；⑤心脏骤停后的综合治疗。其中早期心肺复苏是最为重要的一环（图 12-2-1）。

1. **检查反应及呼吸** 只要发病地点不存在危险并适合，应就地抢救。在患儿身旁快速判断有无损伤和反应。如果患儿有头颈部创伤或怀疑有颈部损伤，要避免造成脊髓损伤，对患儿不适当地搬动可能造成截瘫。轻拍患儿双肩，并大声呼唤。婴儿可轻拍足底。如患儿无反应，快速检查是否有呼吸（非医务人员只判断呼吸即可）。如没有自主呼吸或呼吸不正常，必须大声呼救，并启动紧急反应系统，获得自动体外除颤仪（automatic external defibrillator，AED）或手动除颤仪，并准备开始进行心肺复苏。

2. **启动紧急反应系统** 院内复苏或多人在场时，应立即派人启动紧急反应系统并获取除颤/监护仪或 AED；院外单人复苏应先进行 5 个回合心肺复

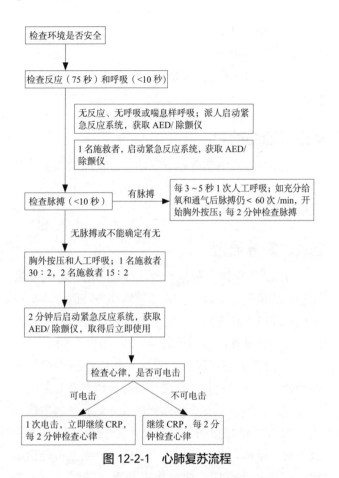

检查环境是否安全

检查反应（75 秒）和呼吸（<10 秒）

无反应、无呼吸或喘息样呼吸；派人启动紧急反应系统，获取 AED/ 除颤仪

1 名施救者，启动紧急反应系统，获取 AED/ 除颤仪

检查脉搏（<10 秒）　　有脉搏　　每 3 ~ 5 秒 1 次人工呼吸；如充分给氧和通气后脉搏仍 < 60 次 /min，开始胸外按压；每 2 分钟检查脉搏

无脉搏或不能确定有无

胸外按压和人工呼吸；1 名施救者 30 : 2，2 名施救者 15 : 2

2 分钟后启动紧急反应系统，获取 AED/ 除颤仪，取得后立即使用

检查心律，是否可电击

可电击　　　　　　不可电击

1 次电击，立即继续 CRP，每 2 分钟检查心律　　继续 CRP，每 2 分钟检查心律

图 12-2-1　心肺复苏流程

苏，再启动紧急反应系统。目击心脏骤停时应先启动紧急反应系统，并获得除颤仪，再回到患儿身边进行心肺复苏。

3. 评估脉搏　医疗人员可最多用 10 秒触摸脉搏（婴儿肱动脉，儿童颈动脉或股动脉），如 10 秒内无法确认触摸到脉搏或脉搏明显缓慢（< 60 次 /min），应立即胸外按压。

4. 胸外按压

（1）体位摆放：将患儿放置仰卧位，平躺在坚实平面上。

（2）儿童胸外按压时使用单手或双手按压法，掌根按压胸骨下 1 / 2。

（3）按压要领：急救人员位于患儿身旁，一只手手掌根部置于按压部位，另一只手手掌根部叠放其上，双手指紧扣进行按压。身体稍前倾，使肩、肘、腕于同一轴线上，与患儿身体平面垂直，用上身重力按压；婴儿胸外按压时，单人使用双指按压法，位于乳头连线下，或使用双手环抱法，拇指置于胸骨下 1 / 2 处。胸外按压时，按压速率至少为 100 ~ 120 次 /min，按压幅度至少为胸部前后径的 1 / 3（婴儿大约为 4cm，儿童大约为 5cm），用力且快速按压，按压与放松比为 1∶1，减少胸外按压的中断，每次按压后胸部须回弹。

5. 打开气道及人工通气

先清除患儿口腔分泌物、呕吐物及食物，不怀疑存在头部或颈部损伤的患儿，采用"仰头 - 提颏"法打开气道。怀疑可能存在头部或颈部外伤的患儿，采用"推举下颌"法打开气道，"推举下颌"法无法有效打开气道时，仍可使用"仰头 - 提颏"法。在院外，采用口对口或口对口鼻进行通气：用示指和拇指捏住患者鼻翼，用口封住患儿口唇部或口鼻部，将气吹入患儿口中，吹气时，只需稍稍用力吹气，不必深吸气与全力呼气。医疗人员在院内进行人工呼吸可使用气囊面罩通气：一只手将简易呼吸器的面罩紧紧扣在患者的口鼻部，防止漏气，将呼吸囊与面罩连接紧密；另一只手挤压出呼吸囊，连续挤压 2 次。避免过度通气，仅需要使胸廓抬起的最小潮气量即可。

6. 按压与通气的协调

（1）未建立高级气道时单人复苏：按压通气比 30 : 2；双人复苏：按压通气比 15 : 2。一般要求每 2 分钟两名施救者应交换职责，每次交换 5 秒内完成。

（2）建立高级气道后（气管插管后）负责通气者以每 6 ~ 8 秒给予 1 次人工呼吸的速度（8 ~ 10 次 /min）进行通气。两名施救者不再进行按压与呼吸的配合。

（3）仅给予人工呼吸支持：当患儿无自主呼吸或呼吸衰竭时，但存在大动脉搏动，且脉搏 > 60 次 /min，无须给予胸外按压，可仅给予呼吸支持，每 3 ~ 5 秒 1 次人工呼吸通气（12 ~ 20 次 /min），每次呼吸时间持续 1 秒，并观察胸廓是否随每次呼吸而抬举。

7. 心搏骤停的处理流程

当患儿出现心搏骤停时，应立即进行心肺复苏，并连接监护仪或除颤仪。如为不可电击心律（心跳停搏，无脉电活动），应尽早建立静脉或骨髓通路，给予肾上腺素，剂量：0.01mg/kg（0.1ml/kg，1 : 10 000）静脉注射或骨髓腔注射；或者 0.1mg/kg（0.1ml/kg，1 : 1 000）气管内给药，3 ~ 5 分钟后可重复，每 2 分钟评估心律。如为可电击心律（心室颤动，无脉室性心动过速），应尽快除颤，首剂 2J/kg，继续按压；2 分钟后再评估心律，无效可加倍除颤剂量，最大不超过 10J/kg（图 12-2-2）。顽固性心室颤动或室性心动过速可予胺碘酮或利多卡因，同时治疗可逆性病因。

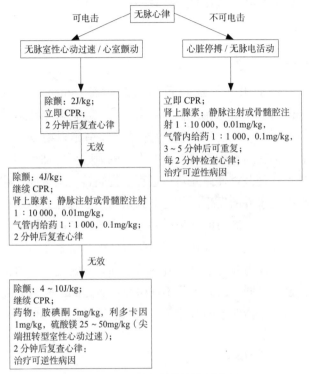

图 12-2-2 无脉心律的处理流程

▌七、专科转诊指征

患儿心搏恢复后立刻转诊至具有心肺复苏系统治疗能力的医院或重症监护中心。

（杨 乐 祝益民）

第三节　转运管理

▌一、概述

重症患儿转运是重症监护病房（intensive care unit，ICU）的重要工作内容之一，重症患儿转运的目的是为了寻求或完成更好的诊疗措施以期改善预后，但转运途中患儿发生并发症的风险可增加，甚至死亡。规范重症患儿转运过程，提高转运安全性，减少不良事件的发生，使医务人员对重症患儿的转运有一个统一、同质的认识，并根据自身现有医疗资源制订重症患儿转运计划并规范临床实施非常重要。

重症患儿转运分为院内转运和院际转运。院内转运是指在同一医疗单位不同医疗区域之间的转运。院际转运是指在不同医疗单位之间的转运。

▌二、适应证

重症患儿转运后可得到更好的诊疗措施，改善预后。

▌三、禁忌证

1. 心搏、呼吸停止。
2. 有紧急插管指征，但未插管。
3. 血流动力学极其不稳定。

▌四、临床应用

在危重患儿的转运过程中，会遇到各种危险事件。如果能够完善转运流程，准备工作周全，70% 的问题可避免。转运前可通过填写表 12-3-1 ~ 表 12-3-7 来达到转运的目的和规避风险。

通过表 12-3-1、表 12-3-2 的填写，可以得出患儿所在医院因条件的限制，已不能控制患儿病情，需要转入上级医院，患儿无转运的禁忌证，适合转运，与监护人签署急救转运前协议书后，通过表 12-3-3 ~ 表 12-3-7 的填写来完成转运前的评估，准备转运时所需设备、药物，记录转运安全事件。

通过表格的填写，可对院内或院外转运有一个完善和安全的转运计划，但在实际工作中，会不断遇到问题，可对转运工作按照 P（plan 计划）—D（do 实施）—C（check 确认）—A（action 处置）四个环节组成的管理周期反复循环，推动管理过程不断向前发展。下面的案例说明了这个工作流程。

案例：某市级医院需要向上级医院转运患儿，通过表 12-3-1 和表 12-3-2 的填写，这个患儿确实需要转运。该市级医院距上级医院大约 368km，在去接患儿的路上约 220km 处，因大雨路滑，救护车侧翻在路旁的稻田里，幸运的是，车上的 5 人均未受伤，后来得知，司机已 18 小时未休息，为疲劳驾驶。总结这一事件的教训，我们对表 12-3-3 增加了对陪同人员状态及距离、路况、天气的评估。

（余　阆　祝益民）

表 12-3-1 转运的决定（是转运还是留在病房）

1. 对于患儿的进一步诊断和治疗是否可以在床旁解决？	是（　）:不转运 否（　）:进行转运的下一步考虑
2. 患儿的状态是否稳定？（见表 12-3-2）	是（　）:转运 否（　）:继续考虑转运的利弊
3. 患儿处于不稳定的状态	
A. 转运对患儿可起到挽救生命的效果吗？	是（　）:在保障安全的气道、呼吸、循环下进行转运 否（　）:不转运
B. 紧急治疗的关键性诊断是否需要转运？	是（　）:在保障安全的气道、呼吸、循环下进行转运 否（　）:不转运

表 12-3-2 转运患儿的不稳定状态

1. 高通气要求反映了患儿缺氧困难和/或通气困难
例如:吸入氧浓度（FiO_2）> 0.6（　）
　　呼气末正压（PEEP）> 10cmH_2O（　）
　　气道平台压（Pplat）> 30cmH_2O（　）
　　需要镇静和肌松药来限压（　）
　　反比通气（　）
　　高频振荡通气（　）
　　患儿依赖于无储备电池动力的无创通气（　）

2. 2 根以上的胸腔导管和/或需要持续的抽吸（　）

3. 经抗心律失常治疗仍有血流动力学不稳定心律（　）
　　经静脉起搏器功能不良（　）
　　依赖于主动脉内球囊反搏（　）

4. 血压不稳定,需要频繁液体复苏（　）

5. 出血患儿需要持续复苏（　）

6. 反复起伏的颅内压需要临床频繁干预（　）

7. 腹部室间隔综合征（除非开腹减压手术）（　）
   开腹并暴露内脏（　）

8. 需要持续肾脏替代治疗（　）

9. 不稳定型颈椎骨折（　）

表 12-3-3　转运前患儿的评估

系统	风险因素	预防措施/应用（√）	在转运前的准备（√）
中枢神经系统	脊柱不稳定		医师了解转运风险因素的黑体部分√
	情绪兴奋		
	颅内压监测		
	脑室或腰椎引流术		检查呼吸机和氧气罐,使氧气供应足够全程所需并富余30min以上√
	使用镇静药物	√	
	发作持续 24 小时		
呼吸系统	机械通气	√	
	氧气 > 50%	√	
	pH < 7.30		如果 RASS > 2,转运前使用镇静剂
	不稳定氧饱和度		
	压力支持 > 20cmH$_2$O	√	
	PEEP > 12cmH$_2$O		确保患儿在仰卧位 10min 时 ICP < 20mmHg
	胸腔引流管漏气 +++		

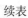

续表

系统	风险因素	预防措施 / 应用(√)	在转运前的 准备(√)
心血管系统	胸痛持续 24 小时		对转运呼吸机 进行了 10min 的测试√
	装有起搏器		
	血管升压类药物		
	心律失常		空腹√
	肺动脉导管		
消化系统	恶心 / 呕吐		
其他	造影剂的使用		
	传染病的隔离		
陪同人员 状态			
距离路况、 天气			
静脉通路和 引流	安全	√	
监测器和泵	核查	√	
医疗查房	转运前	√	
转运期间的 医疗行为	已准备	√	
转运背包	已准备	√	
患者信息	病史	√	
	体格检查	√	异常
	相关实验室检查	√	异常
	影像学资料	√	
	其他重要的检查 (特异)		

系统	风险因素	预防措施 / 应用(√)	在转运前的准备(√)
患者信息	置管、引流及输液通道的位置	√	
	目前的治疗	√	
护士签名:			
医师签名:			

表 12-3-4 危重患儿转运推荐设备

项目	推荐设备(√)	选配设备(√)
气道管理及通气设备	鼻导管√	环甲膜切开包
	鼻咽通气道 / 口咽通气道	各种型号的储氧面罩
	便携式吸引器及各种型号吸引管√	多功能转运呼吸机√
	各种型号的加压面罩	$P_{ET}CO_2$(呼气末 CO_2 分压) 监测器√
	简易呼吸器√	球囊外接可调 PEEP 阀
	喉镜(弯镜片 2、3、4 号,备用电池,灯泡)√	呼吸机螺旋接头√
	各种型号的气管插管√	呼吸过滤器
	开口器√	湿热交换器
	管芯√	胸腔闭式引流设备√
	牙垫	便携式血气分析仪√
	舌钳、插管钳(Magil 钳)	
	环甲膜穿刺针	
	氧气瓶及匹配的减压阀、流量表、扳手√	

项目	推荐设备(√)	选配设备(√)
气道管理及通气设备	便携式呼吸机	
	听诊器√	
	润滑剂√	
	专用固定气管导管的胶带√	
	脉搏血氧饱和度监测仪√	
	气胸穿刺针/胸穿包√	
循环管理设备	心电监护仪及电极√	动脉穿刺针√
	袖带式血压计及各种型号的袖带√	中心静脉导管包
	除颤仪、除颤电极板或耦合剂√	压力延长管
	各种型号的注射器/针√	压力传感器
	各种型号的静脉留置针√	有创压力监测仪
	静脉穿刺用止血带	加压输液器
	静脉输液器√	输液加热装置
	输血器	经皮起搏器
	三通开关√	
	皮肤消毒液√	
	无菌敷料√	
其他	体温计√	止血钳/止血带
	血糖仪及试纸	创伤手术剪
	鼻饲管及胃肠减压装置√	外科敷料(海绵、绷带)

续表

项目	推荐设备(√)	选配设备(√)
其他	约束带√	脊柱稳定装置
	电筒和电池√	
	通讯联络及导航设备√	

表 12-3-5　危重患儿转运推荐药物

推荐药物(√)	选配药物(√)
静脉输注液体:生理盐水、乳酸林格液、胶体√	异丙肾上腺素
肾上腺素√	腺苷
阿托品	维拉帕米
多巴胺√	美托洛尔
去甲肾上腺素√	沙丁胺醇喷雾剂
胺碘酮√	甲泼尼龙√
利多卡因	肝素√
毛花苷 C√	甘露醇√
呋塞米	苯巴比妥√
硝酸甘油注射剂	苯妥英钠
硝普钠	纳洛酮
氨茶碱	肌肉松弛剂(如氯琥珀胆碱、罗库溴铵、维库溴铵)√
地塞米松√	麻醉性镇痛剂(如芬太尼)√
氯化钾√	镇静剂(如咪达唑仑、丙泊酚、依托咪酯、氯胺酮)√
葡萄糖酸钙√	
硫酸镁√	
碳酸氢钠√	

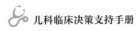

续表

推荐药物(√)	选配药物(√)
50% 葡萄糖注射液√	
无菌注射用水√	
吗啡√	
地西泮注射液√	

表 12-3-6 转运危险事件

危险因素	预防措施
循环系统	低血压、高血压、心动过速或过缓、其他心律失常
起搏器	证实在心外膜或经静脉引导的情况下起搏器可捕获 确保引线安全
血管升压药	确定血流动力学的极限范围 确定允许的最大剂量 确保在转运期间获得所需的药物量
呼吸系统	低氧血症、高气道压、分泌物阻塞、剧烈咳嗽
中枢神经系统	颅内压增高、剧烈烦躁
其他	出血、高热等
恶心/呕吐	检查患儿转运前和恶心/呕吐活动后胃管的位置 使用造影剂慢一些 离开病房前服用止吐剂 在离开病房前20分钟停止肠道喂养,并在转运前立即清空胃
造影剂的使用	确保有足够的血管通路 确认造影剂过敏或肾衰竭的病史

危险因素	预防措施
传染病的隔离	在转运前通知接收区域的隔离措施 不要在床上搬运病历
通气设备	呼吸回路断开、呼吸囊漏气、密封不够、氧气源不足、电池不足
输注设备	断开、电池不足、长度不足、输液架出现问题
血管通路	确保导管固定良好 确保静脉注射管足够长 携带可达最小剂量的输液泵 验证每个输液泵上的电池储备电量
引流	确保引流管固定完好 带上止血钳
监护仪	功能异常、电池不足、干扰、看不到屏幕 检查监护仪上的电池电量 在监控器故障情况下完成事故报告
负压系统	无负压吸引或吸引力不够

表 12-3-7　危重患儿转运安全评价事件记录

日期：　　　　　　时间：	
事件	
临床恶化	
ICP > 20mmHg	
氧饱和度低于预期水平	
脱管	
血流动力学不稳定	
心律失常	

紧急医疗事件	
需要紧急药物治疗	
呕吐	
病情恶化导致呼叫医生	
病情恶化导致需要药物治疗	
技术问题	
转运呼吸机故障	
血管通路移位	
胸导管和引流管移除	
监护仪故障或不稳定	
缺乏药物	
输液泵电池故障	
监护仪电池故障	
与患儿搬动有关的问题	
转运过程中的搬动问题	
转诊过程中的搬动问题（床 - 检测目的地）	
检测因患儿兴奋而推迟或取消	
因运输通风转运呼吸机延误	
TISS 评分：19 分 II 级	
APACHE 评分：	
与转运有关的数据	
床型：	
担架人数：	
泵台数：	
电极数：	
诊断：	

检测项目：	
检测目的地：	
插管(是 / 否)：	
中央静脉通路 / 动脉导管(是 / 否)：	
ICP 导管(是 / 否)：	
胸导管(是 / 否)：	
其他事件和 / 或评估：	
拖延时间：	

参考文献

1. 中华医学会重症医学分会 .《中国重症患者转运指南 (2010)》(草案). 中国危重病急救医学，2010，22(6),328- 330.

2. VOIGT LP, STEPHEN M. Intrahospital Transport of Critically Ill Patients: Outcomes, Timing, and Patterns.Journal of Intensive Care Medicine,2009,24(2),108-115.

3. PARMENTIER-DECRUCQ E, POISSY J, FAVORY R，et al. Adverse events during intrahospital transport of critically ill patients: incidence and risk factors.Annals of Intensive Care，2013, 3:10.

4. FANARA B, MANZON C, BARBOT O，et al.Research Recommendations for the intra-hospital transport of critically ill patients. Critical Care，2010, 14:R87.

5. WARREN J.Guidelines for the inter-and intrahospital transport of critically ill patients.Crit Care Med，2004，32(1),256-262.

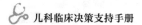

6. DARCY D. Keeping Patients Safe During Intrahospital Transport.Crit Care Nurse, 2010, 30:18-32.

7. JONATHAN PN. Unexpected Events during the Intrahospital Transport of Critically Ill Patients.Academic Emergency Medicine, 2007, 14:574-577.

第十三章

☑ 常规治疗

第一节　液体疗法及体液平衡

儿童比成人更易发生脱水，尤其是婴幼儿。当体液紊乱超过机体生理调节能力时，即可引起各种体液平衡失调，影响全身各组织器官功能的正常进行，需及时采用正确治疗措施以纠正体液平衡失调。

一、液体疗法

（一）脱水的临床表现

WHO 评估儿童脱水标准，见表 13-1-1。

表 13-1-1　WHO 评估儿童脱水标准

临床表现	脱水程度		
	轻(3% ~ 5%)	中(6% ~ 9%)	重(≥ 10%)
脉搏	有力,正常搏动	快	快而微弱
收缩压	正常	轻度下降	明显下降
呼吸	正常	深大,频率可能增加	气促或呼吸减慢无力
口唇黏膜	轻度干燥	干燥	皲裂
外观	清醒	烦躁	嗜睡或昏迷
前囟	正常	凹陷	明显凹陷
眼眶	正常	凹陷	明显凹陷
口渴	正常饮水	口渴,急于饮水	无法饮水
皮肤弹性	正常	差	极差
尿量	正常或轻度减少	明显减少	无尿
估计液体丢失量	< 50ml/kg	50 ~ 100ml/kg	> 100ml/kg

（二）脱水的性质

1. 低渗性脱水 血钠低于 130mmol/L。

2. 等渗性脱水 血钠为 130 ~ 150mmol/L。

3. 高渗性脱水 血钠大于 150mmol/L。

（三）脱水的治疗

1. 生理性维持需水量 包括不显性失水（经呼吸道和皮肤）与显性失水（尿液和大便）。正常情况下，每消耗 100kcal 热能，不显性失水约 45ml，其中皮肤水分丢失占 2/3，且随核心体温升高而增加，呼吸道水分丢失占 1/3。估算方法：

（1）24 小时维持液体量

1）体重 ≤ 10kg：100ml/kg。

2）10kg ＜体重 ≤ 20kg：1 000+（体重－10）×50ml/kg。

3）体重 ＞ 20kg：1 500+（体重－20）×20ml/kg，每日最高不超过 2 400ml。

（2）按每小时计算需要的维持液体

1）体重 ≤ 10kg：4ml/（kg·h）。

2）10kg ＜体重 ≤ 20kg：40+（体重－10）×2ml/（kg·h）。

3）体重 ＞ 20kg：60+（体重－20）×1ml/（kg·h），最高达 100ml/h。

2. 累计损失量

（1）根据脱水程度补充

1）轻度脱水：30 ~ 50ml/kg。

2）中度脱水：50 ~ 100ml/kg。

3）重度脱水：100 ~ 150ml/kg。

（2）根据脱水性质补充

1）低渗性脱水：2/3 张含钠液。

2）等渗性脱水：1/2 张含钠液。

3）高渗性脱水：1/3 ~ 1/5 张含钠液。

若临床上判断脱水性质有困难，可先按等渗性脱水处理。

（3）补液速度：重度脱水时开始 30 ~ 60 分钟快速输入等渗含钠液 20ml/kg，其余累计损伤量补充在 8 ~ 12 小时内完成，见尿补钾。WHO 推荐重度脱水患儿应在首个 30 分钟（小于 12 月龄的婴儿 1 小时）内单次快速给予等张晶体液 30ml/kg，随后再用等张液纠正余下的液量不足，一般在 2.5 小时（婴儿 5 小时）内给予 70ml/kg 等张液补充。

3. 继续丢失量（表 13-1-2）

表 13-1-2　各种损失液的成分（mmol/L）

损失液	钠	钾	氯	碳酸氢根
胃液	40 ~ 100	10 ~ 45	50 ~ 140	—
胆汁	135 ~ 145	5	80 ~ 110	35
胰液	135 ~ 185	5	50 ~ 75	90
小肠液	105 ~ 135	5 ~ 70	100 ~ 120	20 ~ 30
腹泻稀便	37 ~ 53	37 ~ 38	22 ~ 24	6 ~ 18

（四）口服补液盐

口服补液盐（oral rehydration solution，ORS）是一种由水、盐和葡萄糖组成的合剂，大多数急性腹泻患儿在补充和维持治疗阶段均应使用 ORS，成分如表 13-1-3。ORS 的优点是逐渐纠正钠失衡，降低由渗透压快速改变所致的神经系统并发症的发生风险。

表 13-1-3 不同口服补液盐组成成分（mmol/L）

分类	Na$^+$	K$^+$	Cl$^-$	HCO$_3^-$	葡萄糖	mOsm/L	张度
标准 ORS	90	20	80	30	111	220	2/3
低渗 ORS	75	20	65	30	75	170	> 1/2

▌二、电解质紊乱及处理

各种电解质紊乱病因及处理原则，见表 13-1-4。

▌三、酸碱平衡紊乱

1. 不同部位血样的正常值

（1）动脉血气样本：pH 正常范围 7.36 ~ 7.44，HCO$_3^-$ 浓度 21 ~ 27mmol/L，PCO$_2$ 36 ~ 44mmHg。

（2）外周静脉血气样本：外周静脉血 pH 范围约低 0.02 ~ 0.04，HCO$_3^-$ 浓度约高 1 ~ 2mmol/L，PCO$_2$ 约高 3 ~ 8mmHg。

（3）中心静脉样本：中心静脉血 pH 通常低 0.03 ~ 0.05，PCO$_2$ 高 4 ~ 5mmHg，HCO$_3^-$ 几乎不增加。

2. 各种酸碱失衡病因及处理原则（表 13-1-5）

▌四、低血糖

新生儿出生 24 小时内血糖应维持 > 2.5mmol/l，24 小时后血糖应维持 > 2.8mmol/l，低于上述水平则为低血糖；对较大婴儿和年长儿一般采用血糖 < 2.8mmol/L 作为低血糖的诊断标准。儿童低血糖是严重且易被忽略的疾病，若未及时发现与治疗，可能导致永久性神经系统后遗症。

表 13-1-4　各种电解质紊乱病因及处理原则

	低钠血症	高钠血症	低钾血症	高钾血症
定义	血钠 < 130mmol/L	血钠 > 150mmol/L	血钾 < 3.5mmol/L	血钾 > 5.5mmol/L
评估病因	(1)液体丢失病史→低血容量(吐泻); (2)水肿,腹水→心衰,肾病综合征; (3)脑损伤→SIADH; (4)过多饮水→原发性烦渴症; (5)肾脏丢钠→原发性肾小管疾病; (6)皮肤丢钠→囊性纤维化; (7)无尿少尿→肾衰	(1)低渗液丢失过多→腹泻或胃肠道引流过多; (2)尿次数多,外观似水→尿浓缩功能受损; (3)不能独立获取水→神经功能受损	(1)胃肠炎导致钾丢失过多; (2)膳食钾摄入减少是加重因素; (3)使用促细胞内钾摄入(沙丁胺醇)或增加肾脏排钾药物(利尿剂); (4)低钾型周期性瘫痪; (5)甲状腺毒性周期性瘫痪	(1)肿瘤负荷大→肿瘤溶解综合征; (2)少尿→肾脏疾病; (3)创伤,肌肉压痛→横纹肌溶解; (4)黄疸→溶血; (5)高血压,水肿→肾脏疾病; (6)低血压,心动过速→有效血容量减少

续表

	低钠血症	高钠血症	低钾血症	高钾血症
临床表现	当血钠低于125mmol/L，可出现恶心、头痛，甚至抽搐	当血钠高于160mmol/L，可出现精神状态改变，抽搐发作	(1)肌无力和肌肉麻痹；(2)心律失常和心电图改变：心律失常包括房性或室性早搏、窦缓，房室传导阻滞，室性心动过速或心室颤动；心电图改变为ST段压低，T波低平，U波明显，QT间期延长	(1)血钾≥7mmol/L时，出现肌无力或瘫痪，心脏传导异常；(2)心电图异常：T波高尖，变窄，R波扩大，QRS增宽，PR间期延长；(3)心律失常：房室传导阻滞，室性心动过速及心室颤动
实验室评估	(1)血浆渗透压，尿渗透压；(2)Hb、Hct；(3)尿常规及肾功能；(4)血糖；(5)尿钠；(6)皮质醇、17-OHP、ACTH	(1)血、尿渗透压对比：尿渗透压低于血浆→尿浓缩功能缺陷；尿渗透压高于血浆→胃肠道失水或水摄入不足；(2)肾功能；(3)ADH；(4)尿钠	(1)心电图；(2)尿钾、尿常规；(3)对高血压者，应查肾素、醛固酮；(4)血气分析、血糖；(5)皮质醇、17-OHP、ACTH、醛固酮	(1)肾功能；(2)尿常规；(3)血常规、CK、LDH评估恶病质或溶血；(4)CK、电解质、血气分析；(5)皮质醇、17-OHP、ACTH、醛固酮、肾素

	低钠血症	高钠血症	低钾血症	高钾血症
治疗	(1) 3%氯化钠:对于严重神经系统症状者应考虑张液纠正水丢失，每12ml/kg可提高血钠10mmol/L，缓慢滴注，将血钠紧急升高3~5mmol/L; (2) 补钠速度:推荐每24小时内血钠纠正目标是上升6~8mmol/L，避免纠正速度大于9mmol/L	(1) 一般原则:给予相对低张液纠正水丢失; (2) 自由水补充量(L) = (4ml/kg)×体重(kg)×(期望血钠下降量); (3) 纠正速度:每小时下降速度不超过0.5mmol/L	(1) 解除低钾病因; (2) 补充钾盐:应尽可能肠内补充，其疗效与静脉补钾相当;采用口服10%氯化钾，剂量为200~250mg/(kg·d)，分4~6次;静脉补钾浓度不应超过0.3%，速度 < 0.5 ~ 1mmol/(kg·h)，目的升高血钾0.3~0.5mmol/L	(1) 停含钾补液或药物; (2) 10%葡萄糖酸钙0.5ml/kg(最大20ml/次)注射5分钟; (3) 胰岛素加葡萄糖:胰岛素0.1U/kg(最大10U/次)，加葡萄糖0.5g/kg持续30min; (4) 吸入性β肾上腺素受体激动剂; (5) 碳酸氢钠; (6) 阳离子交换树脂口服或灌肠; (7) 利尿剂; (8) 透析

续表

	低钙血症	高钙血症	低镁血症	高镁血症
定义	血钙 < 2.1mmol/L	血钙 > 2.63mmol/L	血镁 < 0.74mmol/L	血镁 > 1.03mmol/L
评估病因	(1) 维生素 D 缺乏或代谢异常； (2) 甲状旁腺功能减退：如 Digeorge 综合征； (3) 其他：脓毒血症、高磷血症、低镁血症、使用含枸橼酸盐的静脉血制品	(1) 甲状旁腺功能亢进； (2) 恶性肿瘤：如多发性骨髓瘤等； (3) 维生素 D 过量； (4) 其他：横纹肌溶解急性肾衰、家族性低钙尿性高钙血症、急性胰腺炎	(1) 镁摄入不足：如长期饥饿、慢性腹泻等； (2) 肾排镁过多：如糖尿病酮症酸中毒、甲状旁腺功能亢进等	(1) 肾功能不全； (2) 医源性摄镁过多； (3) 口服镁摄入，如泻盐中毒儿童； (4) 其他：包括部分原发性甲状旁腺功能亢进、糖尿病酮症酸中毒、肿瘤溶解综合征等
临床表现	(1) 神经肌肉兴奋性增高：手足搐搦、癫痫发作、陶瑟征、面神经征阳性； (2) 心血管：低血压、心肌功能障碍，心电图呈 QT 间期延长，严重者诱发心律失常如传导阻滞和室性心律失常；	(1) 神经精神障碍：焦虑、抑郁及认知功能障碍； (2) 胃肠道症状：便秘、厌食、恶心、呕吐； (3) 心血管表现：心律失常如心动过缓、房室传导阻滞、QT 间期缩短；	(1) 神经、肌肉兴奋性增高； (2) 心电图：PR 间期或 QT 间期延长，T 波高耸	(1) 神经、肌肉应激性降低； (2) 心血管症状：低血压；心电图 PR 延长、QT 同期缩短，T 波改变及 QRS 增宽

	低钙血症	高钙血症	低镁血症	高镁血症
临床表现	(3) 视乳头水肿； (4) 精神表现：情绪不稳、焦虑和抑郁	(4) 泌尿系症状：肾结石、肾性尿崩、肾功能不全		
实验室评估	(1) 24小时尿钙； (2) PTH； (3) 滤过钙排泄分数测定； (4) 心电图； (5) 骨X线检查	(1) 血磷； (2) 尿常规、尿电解质、AKP； (3) 肾功能、CT、甲状腺功能、 (4) PTH、CT、甲状腺功能、 $1,25-(OH)_2D_3$； (5) 心电图； (6) 影像学检查	(1) 血钙、血钾； (2) 血气分析； (3) 血常规； (4) 骨髓检查； (5) 尿电解质； (6) 心电图	(1) 血pH； (2) 肾功能； (3) PTH、甲状腺功能； (4) 心电图
治疗	(1) 病因治疗。 (2) 补充钙剂：静脉缓慢注射或静滴10%葡萄糖酸钙 0.5ml/kg，最大10ml；婴儿手足搐搦症补钙同时给维生素D；口服碳酸	(1) 治疗原发病。 (2) 血钙 ≤ 3.5mmol/L：不需要立即治疗，避免可能加重高钙血症的因素，充分补液。 (3) 血钙 > 3.5mmol/L：生	(1) 轻症者补充饮食。 (2) 重症者肌内注射25% 硫酸镁 0.2~0.4ml/kg，每天2~3次，共2~3天；静脉滴注硫酸镁 0.05~0.1g/kg，用5%葡萄糖稀	(1) 停用镁制剂，治疗原发病； (2) 静脉给予等张液体（如生理盐水）加呋塞米； (3) 钙剂：静脉注射葡萄糖酸钙拮抗镁

续表

	低钙血症	高钙血症	低镁血症	高镁血症
治疗	钙或醋酸钙。 (3) 纠正低镁。 (4) 疾病特异性治疗：如重组人 PTH 用于甲状旁腺功能减退患儿	理盐水扩容，有脱水时予纠正，无脱水者先输 1/2～2/3 张含钠液 10～20ml/kg 后，予呋塞米静推，每天 1～2 次；抑制破骨细胞活性，可使用唑来膦酸或帕米膦酸二钠，鲑降钙素等，仍无效者可使用地诺单抗。 (4) 透析治疗	释成 1% 溶液慢滴，灌肠 低血压	(4) 必要时透析治疗

表13-1-5 各种酸碱平衡紊乱病因及处理原则

	代谢性酸中毒	代谢性碱中毒	呼吸性酸中毒	呼吸性碱中毒
病因	(1) 细胞外液 HCO_3^- 丢失过多:见于腹泻,胃肠引流等; (2) 细胞外液产酸过多:见于酮症酸中毒,肾衰竭时	(1) 呕吐腹泻,胃肠减压; (2) 盐皮质激素过多; (3) 袢利尿剂或噻嗪类利尿剂; (4) Bartter 综合征	(1) 中枢性呼吸衰竭:颅脑损伤等; (2) 呼吸系统疾病:肺炎,肺气肿等; (3) 胸部疾病:气胸,胸腔积液等; (4) 神经-肌肉病变:重症肌无力,脊髓灰质炎等	(1) 呼吸中枢受刺激引起呼吸加深快; (2) 肺部疾病:如肺炎,哮喘早期; (3) 心理因素所致呼吸过度; (4) 过度机械通气
临床表现	(1) 呼吸深快; (2) 频繁呕吐; (3) 喂养困难; (4) 肌张力低下,抽搐; (5) 低血压,心衰,心律失常	(1) 除原发病外,缺乏特异性临床症状; (2) 低钙低钾症状	(1) 原发病症状; (2) 缺氧症状:鼻翼扇动,三凹征; (3) 血管症状:血压略升高后下降,皮肤潮红; (4) 精神症状:烦躁,嗜睡,昏迷	(1) 原发病表现; (2) 低钙症状; (3) 神经系统症状:脑血管痉挛出现头晕,头痛,幻觉,晕厥等

续表

	代谢性酸中毒	代谢性碱中毒	呼吸性酸中毒	呼吸性碱中毒
治疗	临床常用碱性液为碳酸氢钠和乳酸钠溶液，一般 pH < 7.2 才使用，纠正 pH 到 7.2 ~ 7.3 为宜；警惕碳酸氢钠不良反应，如高钠血症、高碳酸血症、低钙低钾等，新生儿需警惕脑室内出血可能；NaHCO₃ (mmol) = (24 − 患儿 HCO₃⁻ mmol/L 值) × 体重 (kg) × 0.3	(1) 治疗原发病，停碱性药物；(2) 生理盐水敏感类代碱静脉滴注生理盐水或其 1/2 ~ 2/3 张稀释液纠正脱水；(3) 重症者予氯化铵静脉滴注；(4) 纠正低钾低钙	去除病因，建立有效通气，可人工机械通气	治疗原发病，对症处理

（一）病因及分类

1. **新生儿暂时性低血糖**。

2. **高胰岛素血症**。

3. **糖代谢障碍**　包括糖原分解障碍、糖异生障碍、半乳糖血症、遗传性果糖不耐受症等。

4. **氨基酸代谢障碍**　丙酸血症、甲基丙二酸血症、遗传性酪氨酸血症等。

5. **脂肪酸氧化障碍**　肉毒碱缺乏症、肉毒碱脂酰转移酶缺乏症、羟甲基戊二酰辅酶 A 还原酶缺陷等。

6. **其他原因**　酮症性低血糖、生长激素缺乏、药物（降糖药、β 受体拮抗剂等）。

（二）病史线索

1. **发病年龄**　新生儿应询问出生史（出生体重、窒息抢救史等）、母孕史（母亲妊娠期糖尿病）等。

2. **发作频率**　偶尔发生可能与未进食有关，经常发生需考虑器质性疾病。

3. **饮食时间、用药史**　是否喂养规律，是否服用降糖药物。

4. **有无基础疾病**　包括糖、氨基酸、脂肪酸代谢障碍疾病及高胰岛素血症等。

（三）体格检查

1. **生长发育一般情况**　如身材矮小需考虑生长激素缺乏，生长迟滞伴肝大需考虑肝磷酸化酶缺乏症、葡萄糖 -6- 磷酸酶缺乏症等糖原分解障碍疾病，意识障碍伴低血糖且不随血糖正常而改善者需考虑脂肪酸氧化障碍，反复呕吐、营养不良、顽固代谢性酸中毒者需考虑氨基酸代谢障碍。

2. **肝大**　伴身材矮小者需考虑糖原贮积病，伴生长迟滞者需考虑肝磷酸化酶缺乏症、脱支酶缺乏症等糖原分解障碍疾病。

3. 皮肤和毛发 色素沉着伴面部肿胀、毛发干枯需考虑肾上腺皮质功能不全。

（四）辅助检查

1. 血常规检查。

2. 生化检查，如肝肾功能、血氨、血乳酸、空腹血糖等。

3. 尿液检查，如尿酮体、半乳糖、儿茶酚胺、有机酸等。

4. 低血糖发作时检测血胰岛素、血浆 C 肽。

5. 血尿串联质谱、基因学检测。

6. 腹部超声、MRI 检查。

（五）诊断流程

低血糖的诊断流程，见图 13-1-1。

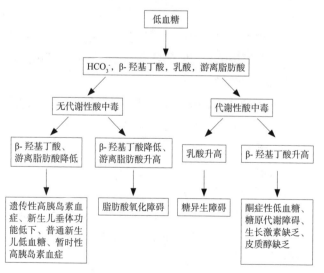

图 13-1-1 低血糖的诊断流程

（六）治疗原则

1. 病因治疗

2. 新生儿低血糖的治疗（图13-1-2）

（1）静脉输注葡萄糖：10%葡萄糖2ml/kg（200mg/kg）输注，血糖稳定后以6~8mg/（kg·min）维持，每30~60分钟监测血糖。

（2）糖皮质激素：氢化可的松5~10mg/（kg·d），分3~4次静脉滴注。

（3）高胰岛素血症

1）二氮嗪：一线治疗，剂量5~15mg/（kg·d），分3次口服，若开始治疗后48小时内无明显疗效，则提示二氮嗪可能无效，应考虑其他治疗，最常见副作用为多毛症和水钠潴留。

2）生长抑素类似剂：二线治疗，奥曲肽5~20μg/（kg·d），分3次皮下注射，密切观察患儿身高。

3）西罗莫司：国外有研究者应用于对二氮嗪和奥曲肽无效的患儿，取得明确疗效，但关于其风险评估仍需进一步研究。

4）钙通道阻滞剂：过去曾使用硝苯地平，但由于缺乏长期随访评估，故不推荐。

3. 手术治疗　对出生数周以上，确诊为高胰岛素血症而低血糖无法被药物控制者需手术治疗。

（七）专科转诊指征

对于原因不明的顽固性低血糖或怀疑糖、氨基酸、脂肪酸代谢性疾病的患儿，需转至专科医院进一步诊治。

（殷张华　褚茂平）

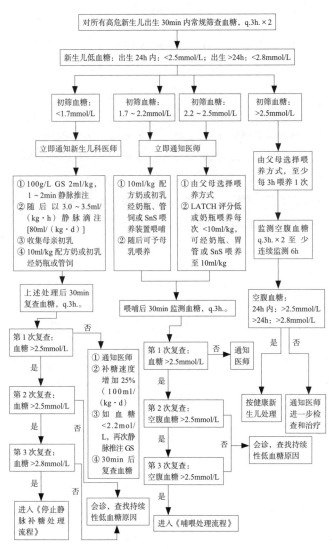

图 13-1-2　新生儿低血糖的临床处理流程

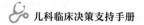

参考文献

1. MOLLA AM, RAHMAN M, SARKER SA, et al. Stool electrolyte content and purging rates in diarrhea caused by rotavirus, enterotoxigenic E. coli, and V. cholerae in children. J Pediatr, 1981, 98(5): 835-838.

2. World Health Organization. Reduced osmolarity oral rehydration salts(ORS) formulation. UNICEF House, New York：NY，2001.

3. 江载芳，申昆玲，沈颖. 诸福棠实用儿科学 .8 版 . 北京：人民卫生出版社，2015.

第二节 常见感染性疾病的抗生素应用

儿童的感染性疾病涉及心血管系统、消化系统、神经系统、运动系统、生殖系统等，涉及细菌、病毒、寄生虫、真菌等多种病原体。本节仅介绍常见的儿童感染性疾病的抗感染诊疗方案和临床用药原则。对于不熟悉发热小婴儿（＜90天）感染治疗的医生，鼓励请专科医生会诊。

儿童抗感染治疗药物的选择应基于：①临床及微生物学的有效性；②口服制剂的可接受度（口味、质地）；③无副作用和毒性；④给药方案的便利性；⑤费用。

一、上呼吸道感染

上呼吸道感染绝大多数是由病毒感染引起的，是人类最常见的疾病。认为上呼吸道感染是由细菌感染引起的，并且抗生素治疗可以改善结局，是错误的观念。在没有细菌的二重感染时，抗生素是不起作用的，既不能改变病程，也不能预防继发感染，并可能导致显著的副作用，甚至导致细菌对抗生素的耐药性增加。目前，对于引起普通上呼吸道感染的大多数病毒还没有有效的抗病毒治疗。

二、急性中耳炎

儿童急性中耳炎80%以上的处方开具抗生素，存在过度使用问题，应认识到大环内酯类抗生素对大多数流感嗜血杆菌菌株和约 1/3 肺炎球菌菌株无抗菌活性，是控制用药的关键。

（一）抗生素使用指征

小于 6 个月的儿童无论是否确诊，均应行抗感染治疗。

6 个月至 2 岁的儿童，如确诊中耳炎或虽未确诊但病情严重（在之前的 24 小时有中至重度耳痛或发热 ≥ 39℃），推荐进行抗感染治疗。未确诊或非重症儿童可以先观察。

大于 2 岁的儿童，如果确诊且病情严重（有双侧病变或耳瘘）最好使用抗生素治疗。确诊但病情不严重或未确诊者可以先观察。

大于 2 岁没有症状、体征或仅有轻度症状和体征的单侧中耳炎儿童，可以先观察，但 48～72 小时内必须随访。当 48～72 小时观察期内患儿症状无改善时，应行抗生素治疗。

（二）抗生素种类选择

阿莫西林有效、安全、价格相对便宜，并且抗菌谱较窄，不易耐药，为首选药物；但在中耳炎情况下，建议剂量加倍，从每天 40mg/kg 增至 80～90mg/kg，分 2 次使用，最大 3g。

耳瘘中耳炎的儿童，建议用氧氟沙星滴耳剂和环丙沙星 - 地塞米松滴耳剂。鼓膜穿孔或慢性化脓性中耳炎的儿童，局部使用喹诺酮类滴耳剂（氧氟沙星或环丙沙星）治疗耳瘘与口服治疗的效果相当。

某些耐药菌株如初诊无效，需考虑青霉素高度耐药的肺炎链球菌和产 β- 内酰胺酶菌株在内的流感嗜血杆菌等。尤其是以下情况需注意：①之前 30 天内使用过抗生素治疗，特别是使用 β- 内酰胺类抗生素者；②并发化脓性结膜炎，即耳炎 - 结膜炎综合征，需考虑为不可分型流感嗜血杆菌所致，该病原体常对 β- 内酰胺类抗生素耐药；③使用阿莫西林药物预防复发性中耳炎或尿路感染者。

在上述情况下，可考虑使用阿莫西林 - 克拉维酸和头孢地尼。

青霉素皮试阳性但无过敏反应者的替代方案包括：

（1）头孢地尼（每天 14mg/kg，单次或分 2 次给药，每天最大剂量 600mg）。

（2）头孢泊肟（每次 10mg/kg，1 天 1 次，最大剂量 800mg）。

（3）头孢呋辛（头孢呋辛酯混悬液：每天 30mg/kg，分 2 次给药，每天最大剂量 1g；头孢呋辛片剂，每次 250mg，每 12 小时 1 次）。

上述口服药剂在中耳不一定能达到清除耐青霉素的肺炎链球菌的足够药物浓度，需 48～72 小时随访。

肺炎链球菌菌株对大环内酯类耐药很常见（25%～35%），并且大环内酯类抗生素通常对根除流感嗜血杆菌无效，因此效能一般。阿奇霉素第 1 天单剂 10mg/kg（最大剂量 500mg），此后第 2～5 天 5mg/kg（最大剂量 250mg）]；克拉霉素 15mg/kg，分 2 次给药，连用 5 天，最大剂量为每天 1g。

（三）治疗持续时间

建议 < 2 岁的儿童连续治疗 10 天；≥ 2 岁无中耳炎复发史的儿童连续治疗 5～7 天。

（四）复诊且治疗失败

通过恰当的抗生素治疗，全身体征和局部病变通常能在 24～72 小时内缓解。如果患儿经过抗生素治疗 48～72 小时无改善，则提示存在其他疾病或初始治疗不充分。对于持续的难治性中耳炎患儿，建议转诊专科医院明确诊断。

1. 在初诊阿莫西林口服无效后，推荐大剂量阿莫西林 - 克拉维酸治疗，阿莫西林 90mg/kg 和克拉维酸 6.4mg/kg，分 2 次给药。

2. **头孢曲松** 50mg/kg，连用 3 天；或 50mg/kg，每 36 小时 1 次，共给药 2 次。

3. **左氧氟沙星** 6 个月至 5 岁儿童，口服每次 10mg/kg，每 12 小时 1 次，连用 10 天；≥ 5 岁的儿童，口服每次 10mg/kg，连用 10 天。

（五）复发性中耳炎

复发性中耳炎定义为成功治疗完成后很快再次出现中耳炎体征和症状（发热、疼痛、鼓膜隆起）。通过鼓膜隆起的出现和炎症体征确诊尤其重要。

1. 发作治疗结束后 30 天以上出现复发，通常是由不同的病原体导致的，而不是之前的病原体。建议用大剂量阿莫西林 - 克拉维酸作为初始治疗。

2. 当之前发作的抗感染治疗结束之后不久即出现复发（即 30 天内），建议到专科医院就诊。

▌三、化脓性扁桃体炎

1. **抗生素种类** 化脓性链球菌引起约占 30%。在起病后 2 天内开始抗生素治疗对迅速缓解症状最有效。阿莫西林是首选。头孢菌素类可用于复发性化脓性链球菌感染患儿的替代治疗，已经证实头孢菌素类较青霉素具有更高的微生物学治愈率及临床治愈率。针对产 β- 内酰胺酶的上呼吸道菌群的抗生素治疗（如阿莫西林克拉维酸）仍存争议，不适用于急性咽炎患儿，但其可能有效。对青霉素过敏的患儿，在无危及生命的青霉素过敏反应史时可使用头孢菌素类，如头孢呋辛、头孢泊肟、头孢地尼及头孢曲松；后几代头孢菌素与青霉素不太可能出现交叉反应。青霉素过敏患儿可选用大环内酯类（阿奇霉素、克拉霉素或红霉素），对于感染耐红霉素化脓性链球菌菌株且不能耐受 β- 内酰胺类药物的罕见患儿，可选择克林霉素。

2. **疗程** 一般情况下，为达到咽部化脓性链球菌的最大根除率，口服抗生素的常规疗程为 10 天。治疗 3 天后停用青霉素，复发的可能性比治疗 7 天后停药高。头孢泊肟或头孢地尼 5 天疗法是治疗链球菌性咽炎可选的替代方案，其细菌学治愈率和临床治愈率与常规的青霉素 10 天治疗方案相当。为了达到最佳根除效果，需要 1 天 1 次，连续 3 天，或者每 2 天 1 次，连续 3 次注射头孢曲松。可给予 5 天或 3 天阿奇霉素方案。

▋四、社区获得性肺炎

社区获得性肺炎是指患者在社区获得的肺实质的急性感染，有别于医院获得性（医院内）肺炎。

1. **住院或转院治疗的指征** 决定社区获得性肺炎患儿是否需要住院应个体化，主要根据其基础疾病和临床因素（包括疾病严重程度）。

（1）年龄：小于 3～6 个月的婴儿通常需要住院

治疗；对于任何年龄的儿童，如果家人不能提供适当的照料和确保依从治疗方案，也需要住院。

（2）住院的其他指征：低氧血症（氧饱和度 < 90%）；脱水或不能通过口服补液；不能喂养的婴儿；中度至重度呼吸窘迫：小于 12 个月的婴儿呼吸频率 > 70 次 /min，更大年龄的儿童的呼吸频率 > 50 次 /min；三凹征；鼻翼扇动；呼吸困难；呼吸暂停；呼气呻吟；毒性病容；可能使患儿出现更严重肺炎病程的基础疾病（如心肺疾病、遗传综合征、神经认知障碍）；可能因肺炎（甚至是病毒性肺炎）而加重的基础疾病（如代谢紊乱）；可能对治疗产生不良影响的基础疾病（如免疫功能受损的宿主）；并发症（如胸腔积液 / 脓胸）；怀疑或确定社区获得性肺炎是由毒力较强的病原体导致，如金黄色葡萄球菌；门诊治疗失败（48 ~ 72 小时病情加重或对治疗没有反应）。

2. **经验性治疗**　由于细菌性肺炎和非细菌性肺炎在临床表现上有大量的重叠，关于经验性治疗的决定较复杂。治疗的决定常根据流程来作出，包括患儿的年龄、流行病学和临床信息，以及诊断性的实验室和影像学检查。对于药物过敏或有共存疾病的儿童，可请感染病专科医生会诊。

（1）1 ~ 6 个月：无发热的 1 ~ 6 个月的社区获得性肺炎患儿，最有可能的病原体是沙眼衣原体。百日咳杆菌是小婴儿的一种较少见但较严重的肺炎病原体；大环内酯类抗生素敏感。

（2）6 个月 ~ 5 岁：病毒性病原体在儿童期早期占主导地位，明显的病毒性肺炎不应使用抗生素治疗。对于流感性肺炎的并发症发生风险高的儿童，推荐尽快开始进行抗流感病毒的治疗（如奥司他韦）。

在儿童细菌性肺炎中，肺炎链球菌最常见。首选大剂量阿莫西林治疗，每天 90～100mg/kg，分 3 次给予，最大剂量 4g/d。对青霉素发生非 I 型超敏反应的儿童，可用第二代或第三代头孢菌素（如头孢地尼）替代。对于 5 岁以下的社区获得性肺炎儿童，肺炎支原体肺炎和肺炎衣原体肺炎比肺炎链球菌肺炎少见。如果针对肺炎球菌的经验性治疗（如阿莫西林）48～72 小时后病情未改善，但无肺炎相关并发症的儿童，应考虑加用或更换为大环内酯类抗生素。对于疑似细菌性社区获得性肺炎的患儿，如果不能耐受口服给药，可先肌内注射或静脉给予头孢曲松（50～75mg/kg）。

（3）5 岁以上：大环内酯类药物是首选。我国耐大环内酯类的肺炎支原体的耐药率为 90%，大约50% 的肺炎链球菌分离株对大环内酯类药物耐药，如果无效，对于 6 个月以上的患儿，可选择左氧氟沙星和莫西沙星替代；对 8 岁以上的患儿，替代药物是多西环素。对易发生吸入性事件的神经系统受损的患儿，可经验性给予莫西沙星治疗。

对青霉素发生 I 型超敏反应的儿童，可使用克林霉素或大环内酯类药物。如果当地对克林霉素和大环内酯类药物的耐药率较高，可选则四环素类抗菌药物（如多西环素）、左氧氟沙星或利奈唑胺。

3. 监测疗效和治疗持续时间 对于在门诊接受治疗的社区获得性肺炎儿童，不管是否应用抗生素治疗，应在 24～48 小时内随访，一般在 48～72 小时内有体征改善。对于无并发症的社区获得性肺炎且保持无症状的儿童，不需要随访 X 线检查。对于复发性肺炎、症状持续、严重的肺不张、浸润灶位置异常或有球形肺炎的患儿，应在完成治疗后 2～3 周随访 X 线检查。单纯性肺炎患儿（年龄小于 4 个月），建议治疗 7～10 天，阿奇霉素的疗程为 5 天。

4. 治疗失败　对于未获得预期改善的患儿，必须考虑其他诊断或存在合并症，抗菌谱没有有效覆盖病原微生物（没有覆盖真正的致病微生物或有耐药性微生物）。

采用 β- 内酰胺类抗菌药物（阿莫西林或头孢菌素）治疗无效，可能提示感染由耐青霉素的肺炎链球菌或金黄色葡萄球菌（甲氧西林敏感性或耐甲氧西林的金黄色葡萄球菌）导致，可能需要将抗菌药物换成左氧氟沙星、克林霉素或利奈唑胺。

如果采用大环内酯类抗生素治疗无效，可通过加用大剂量的阿莫西林、头孢菌素（如头孢地尼、头孢泊肟）或克林霉素，达到对肺炎球菌的覆盖。克林霉素可覆盖金黄色葡萄球菌。

（黄丽素　褚茂平）

参考文献

1. BONDY J, BERMAN S, GLAZNER J, et al. Direct expenditures related to otitis media diagnoses: extrapolations from a pediatric medicaid cohort. Pediatrics，2000，105:72.

2. NYQUIST AC, GONZALES R, STEINER JF,et al. Antibiotic prescribing for children with colds, upper respiratory tract infections, and bronchitis. JAMA，1998，279:875.

3. BLUESTONE CD, KLEIN JO. Diagnosis. In: Otitis Media in Infants and Children. 4th ed.BC Decker, Hamilton, 2007.

4. BLUESTONE CD, KLEIN JO. Management. In: Otitis Media in Infants and Children.4th ed.BC Decker, Hamilton, 2007.

5. MCCAIG LF, BESSER RE, HUGHES JM. Trends in antimicrobial prescribing rates for children and adolescents. JAMA, 2002, 287:3096.

6. GRIJALVA CG, NUORTI JP, GRIFFIN MR. Antibiotic prescription rates for acute respiratory tract infections in US ambulatory settings. JAMA, 2009, 302:758.

7. SPIRO DM, TAY KY, ARNOLD DH, et al. Wait-and-see prescription for the treatment of acute otitis media: a randomized controlled trial. JAMA, 2006, 296:1235.

第三节　糖皮质激素的合理应用

　　糖皮质激素对很多炎症性、过敏性、免疫性和恶性疾病的治疗十分重要，正确应用有赖于掌握其临床应用指征、药物剂量及用法、毒副作用等。各类糖皮质激素药代动力学和药理学不同，根据生物半衰期常分为 3 类：短效类、中效类、长效类（表 13-3-1）。

表 13-3-1　不同糖皮质激素相对功效和等效剂量

类别	药名	等效剂量（mg）	抗炎作用	糖代谢	水钠潴留	对 ACTH 抑制作用
短效	可的松	25	0.8	0.8	0.8	1
	氢化可的松	20	1	1	1	1
中效	泼尼松	5	4	3.5	0.6	4
	甲泼尼龙	4	5	5	0	4
长效	地塞米松	0.75	25	30	0	25
	倍他米松	0.6	25	30	0	25

　　注：ACTH：促肾上腺皮质激素

一、适用范围

　　1. **急性感染性喉炎**　起病急，发展快，易因喉水肿致喉梗阻，严重时可危及生命，在抗感染的基础上，积极应用糖皮质激素可显著减少气管切开率。通常选用静脉滴注地塞米松（0.6mg/kg，最大剂量

10mg）、氢化可的松，症状缓解即可停用，一般不超过 3 天。

2. 哮喘 较严重的哮喘急性发作往往在数小时或 1 天内发展成呼吸衰竭，为尽早控制症状，防止病情进一步恶化，可在哮喘严重发作的早期给予快速静脉滴注糖皮质激素治疗。最常用的是甲泼尼龙 2mg/kg 静脉滴注，每 6 小时 1 次，继之给予 1～2mg/（kg·d），分 2 次应用（儿童最大剂量 60mg/d）；或给予氢化可的松 5～10mg/kg 静脉滴注，每 6 小时 1 次；或地塞米松（不作为首选）0.25～0.75mg/kg 静脉滴注，每 12 小时 1 次。哮鸣音减少后逐渐减少每次剂量，哮鸣音消失后停用。

3. 心血管系统重症疾病 病毒性心肌炎早期不宜使用糖皮质激素，如已发生心源性休克、严重心律失常，以及强心剂洋地黄不能控制的心力衰竭时，可用地塞米松 0.3～0.6mg/（kg·d）或氢化可的松 15～20mg/（kg·d），静脉输入。病情好转以后改为泼尼松口服 1～1.5mg/（kg·d），疗程 3～4 周。心内膜弹力纤维的急重症患儿可给予地塞米松 0.25～0.5mg/（kg·d），2～3 天后改为泼尼松 1.5～2mg/（kg·d），分次口服，8～12 周后逐渐减量。

4. 血液系统急重症疾病 自身免疫性溶血病情危急时，应迅速滴入氢化可的松 4～8mg/（kg·d），用药 1～3 天；也有用甲泼尼龙按 40mg/（m²·d）冲击，1～2 天后改为泼尼松 2mg/（kg·d）口服，疗程 3 个月。特发性血小板减少性紫癜先用地塞米松 0.2～0.3mg/（kg·d）静脉滴注 3 天；也可静脉滴注氢化可的松 10mg/（kg·d），连用 3 天，以后改为泼尼松 2mg/（kg·d），口服 2～4 周，病情稳定后逐渐停药。

5. 抗过敏和防止超高热 过敏性休克可用大剂量氢化可的松 5～10mg/（kg·d）或地塞米松 0.15～0.3mg/（kg·d），应用 1～2 天。对过敏体质或急重患儿，为防止输血反应，通常在输血前给予地塞米松 2mg 预防，也可给予氢化可的松 25～50mg。对变态反应性疾病特应性皮炎、荨麻疹、血管神经性水肿，常用地塞米松 0.15～0.3mg/（kg·d）。激素能抑制炎症与应激反应，抑制炎性介质激活体温调节中枢所致发热，故在体温 > 40℃（既往有高热惊厥史）时可给予地塞米松 2mg。

6. 脓毒血症和脓毒性休克 糖皮质激素用于脓毒血症和脓毒性休克治疗的指征、剂量及疗程一直存在争议。对于不伴休克的患儿或脓毒性休克不太严重的患儿（定义为液体复苏和加压药治疗后血流动力学恢复稳定者），使用皮质类固醇治疗似乎没有获益。国内儿科急诊学组根据现有的资料，经过专家反复讨论，在感染性休克治疗方案中推荐了糖皮质激素替代治疗的指征和用法。指征：重症休克疑有肾上腺皮质功能低下（如流脑）、急性呼吸窘迫综合征、长期使用激素或出现儿茶酚胺抵抗性休克时可以使用。用法：主张小剂量、中疗程。氢化可的松 3～5mg/（kg·d）或甲泼尼龙 2～3mg/（kg·d），分 2～3 次给予，可用 7 天。

7. 糖皮质激素雾化吸入治疗 糖皮质激素是治疗气道炎症最有效的药物，推荐吸入疗法为哮喘防治的主要给药途径，并强调吸入糖皮质激素是哮喘急性发作和哮喘长期控制的一线药物。布地奈德混悬液是美国 FDA 批准的唯一可用于各年龄组（尤以 4 岁以下）儿童的雾化吸入型糖皮质激素。在治疗哮喘急性发作时，使用支气管舒张剂联合吸入高剂量糖皮质激素，比单用支气管舒张剂能更有效控制急性症状。哮喘处于轻度或中度急性发作时，雾化吸入高剂量布地奈德混悬液 1mg 和速效 β_2RA 能迅速缓解症状，按症状改善情况，可在 4 或 6 小时后重复给药，直到症状缓解。若处于重度急性发作或危重状态时，患儿有明显呼吸困难，氧饱和度 ≤ 90%，则必须及时给氧，并加用全身型糖皮质激素联合雾化吸入速效 β_2RA 及高剂量布地奈德混悬液（以氧气为驱动的动力），布地奈德混悬液单次剂量可为 2mg，根据用药后症状缓解情况，可 2～4 小时后重复一次。对于重症哮喘发作患儿不建议过早减量或停药。急性感染性喉炎患儿也可采用糖皮质激素雾化吸入治疗，起效快，抗炎作用强，可明显缓解临床症状。对于支气管肺发育不良的患儿，吸入性糖皮质激素在避免全身用药不良反应的同时，可提供某些短期肺获益，但还需要进一步的研究来证实出生后吸入性糖皮质激素（如布地奈德）是否能在预防 BPD 的同时不增加不良结局（表 13-3-2）。

表 13-3-2 药物剂量及用法

药物名称及规格	剂量及用法	备注
醋酸可的松 片剂： 5mg,10mg,25mg 针剂： 0.125g(5ml),0.25g(10ml)	口服： 2.5 ~ 10mg/(kg·d)， 分 3 ~ 4 次 肌内注射： 1/3 ~ 1/2 口服量	1. 用于各种重症细菌感染、过敏性疾病、结缔组织病、肾病综合征、严重支气管哮喘、肾上腺皮质功能低下、急性淋巴性白血病等； 2. 有水钠潴留及促进钾排泄的作用，长期大量应用可引起类库欣综合征、低血钾、血压增高、抵抗力低弱、骨质疏松等，肝肾功能不全、心力衰竭、消化性溃疡、糖尿病患者慎用； 3. 长期大量应用后不可突然停药，应逐渐减量
氢化可的松 片剂： 20mg 针剂： 10mg(2ml),25mg(5ml)	口服： 4 ~ 8mg/(kg·d)， 分 3 ~ 4 次 肌内注射： 1/3 ~ 1/2 口服量	1. 作用、副作用和注意点同醋酸可的松； 2. 可用于抢救严重中毒性感染、过敏性休克等； 3. 关节腔、滑膜腔内或局部可用醋酸氢化可的松混悬液

续表

药物名称及规格	剂量及用法	备注
泼尼松 片剂： 5mg	口服： 1～2mg/（kg·d）， 分3～4次	1. 用于严重细菌感染、结缔组织病、肾病综合征、急性白血病等； 2. 水钠潴留及促钾排泄作用较小，而对糖代谢及抗炎作用则显著增加，副作用较醋酸泼尼松为小
泼尼松龙 片剂： 5mg 针剂： 10mg（2ml）	口服： 1～2mg/（kg·d）， 分3～4次 肌内注射、静脉滴注： 1～2mg/（kg·d）， 分2次	1. 作用同泼尼松 2. 关节腔、滑膜腔内注射或局部注射可用醋酸泼尼松龙混悬液

续表

药物名称及规格	剂量及用法	备注
甲泼尼龙 片剂: 2mg, 4mg 针剂: 20mg (1ml), 40mg (1ml)	口服: 1 ~ 2mg/ (kg·d) 分 3 ~ 4 次 静注、静脉滴注: 10 ~ 20mg/ (kg·d), 每天 1 ~ 2 次 关节腔、肌内注射: 10 ~ 80mg	抗炎作用较氢化可的松强, 水钠潴留作用较弱, 较少起排钾副作用
地塞米松 片剂: 0.75mg 针剂: 1ml (1mg, 2mg, 5mg)	口服: 0.1 ~ 0.25mg/ (kg·d), 分 3 ~ 4 次 肌内注射、静脉滴注: 1 ~ 2.5mg, 分 1 ~ 2 次	1. 为人工合成的长效制剂, 抗炎及控制皮肤过敏作用强, 对电解质的作用弱, 故水肿、高血压及肌无力等副作用轻; 2. 因肾上腺皮质激素可抑制患儿的生长和发育, 如需长期使用, 应采用短效或中效制剂, 避免使用长效制剂

续表

药物名称及规格	剂量及用法	备注
倍他米松 片剂： 0.25mg，0.5mg 针剂： 1.5mg（1ml）（醋酸酯注射液） 气雾剂： 50mg，100mg，200mg	口服： 0.06 ~ 0.16mg/（kg·d）， 分 3 ~ 4 次 肌内注射·静脉滴注： 分 1 ~ 2 次 气雾吸入： 每日最大剂量 0.8mg	1. 作用同地塞米松，抗炎作用较地塞米松强； 2. 多用于治疗活动性风湿病、类风湿关节炎、红斑狼疮、严重支气管哮喘、严重皮炎、急性白血病； 3. 可抑制生长，不宜长期使用
曲安奈德 片剂： 1mg，2mg，4mg 针剂： 125mg（5ml）， 200mg（5ml）	口服： 0.8 ~ 2mg/（kg·d）， 分 3 ~ 4 次 肌内注射： 每次 1 ~ 2mg/kg， 1 ~ 4 周 1 次	1. 为中效制剂，抗炎作用较氢化可的松、泼尼松均强； 2. 用于风湿及类风湿关节炎、支气管哮喘、皮炎、湿疹等，尤其适用于对皮质激素禁忌伴有高血压或水肿的关节炎患者； 3. 肌内注射后吸收缓慢，作用持久，一般注射一次疗效可维持 2 周以上

▎二、糖皮质激素治疗的主要不良反应

1. **皮肤及软组织** 皮肤菲薄有紫纹；类库欣综合征；脱发；痤疮；多毛。

2. **眼** 白内障；青光眼；眼压增高；眼球突出；眼球和眼肌肿胀。

3. **心血管** 动脉硬化；缺血性心脏病；心力衰竭；心律失常；高血压。

4. **胃肠道** 胃炎；溃疡形成；消化道出血；脂肪肝；胰腺炎；内脏穿孔。

5. **肾／生殖系统** 液体潴留；低钾血症；生殖系统；不孕；胎儿宫内发育迟缓。

6. **骨骼肌肉** 骨质坏死；骨质疏松；脊椎骨折；骨质坏死；生长缓慢；肌无力。

7. **神经系统** 抑郁；静坐不能；失眠；躁狂；良性颅内压升高。

8. **内分泌／感染** 糖尿病；下丘脑-垂体-肾上腺皮质功能不全；感染性疾病；增加感染风险；机会感染；带状疱疹。

（陈旭婷　褚茂平）

参考文献

1. WIERSINGA WJ, ZIMMERMAN JL, DELLINGER RP. Surviving sepsis campaign：international guidelines for management of sepsis and septic shock：2016. Intensive Care Med，2017，43(3):304-377.

2. SLIGL WI, MILNER DA, SUNDAR S. Safety and efficacy of corticosteroids for the treatment of septic shock: A systematic review and meta-analysis. Clin Infect Dis，2009，49(1):93-101.

3. CUSTOVIC A, JOHNSTON SL, PAVORD I,et al. EAACI position statement on asthma exacerbations and sever asthma. Allergy，2013，68(12):1520-1531.

4. 中华医学会呼吸病学分会呼吸治疗学组 . 雾化治疗专家共识 (草案) . 中华结核和呼吸杂志，2014，37(11):805-808.

5. PLAVKA R, SHINWELL ES, HALLMAN M，et al. Early Inhaled Budesonide for the Prevention of Bronchopulmonary Dysplasia. N Engl J Med，2015，373(16):1497-1506.